Esercizi di Risata :
La Grande Antologia

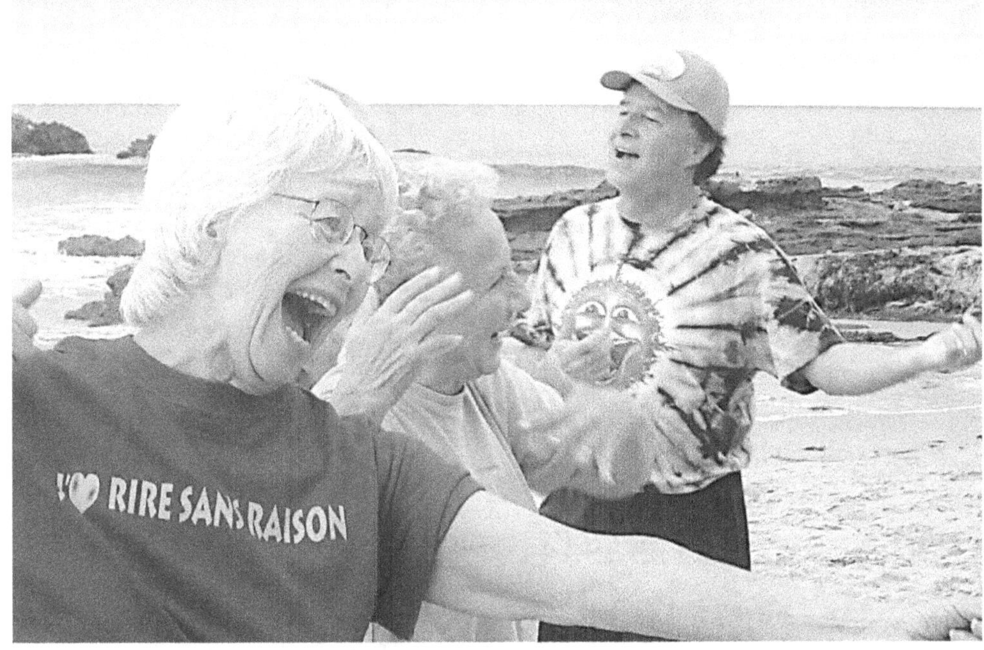

Foto-illustrato

Cinquecento pratiche di risata
per la salute, il divertimento e l'amicizia

**Include Esercizi della Fondazione del Dr. Kataria,
Tecniche di Risata/Respirazione, e Meditazione della Risata**

Compilato, editato e scritto da Jeffrey Briar
con numerosi contribuenti

Traduzione Italiana di Maria Cristina Madera

**In due sezioni:
Parte 1: Esercizi della Fondazione del Dr. Kataria
Parte 2: Enciclopedia di Esercizi di Risata**

Presso The Laughter Yoga Institute, prendiamo sul serio le risate.

Esercizi di Risata : La Grande Antologia

(con 120 fotografie)

Edizioni Black-&-White del - Rivista ed aggiornata nel 2017-2018

da Jeffrey Briar

ISBN-13: 978-1725691414

ISBN-10: 1725691418

Pubblicato negli Stati Uniti da
Creative Arts Press

790 Manzanita Drive

Laguna Beach, California 92651

(949) 376-1939   info@LYInstitute.org

Sommario

Illustrazioni:
pp. 3, 68-70, 85, 114, 119 : Lynn Kubasek
p. 82 : David Fleischmann
p. 108, 133 : Jamian Briar

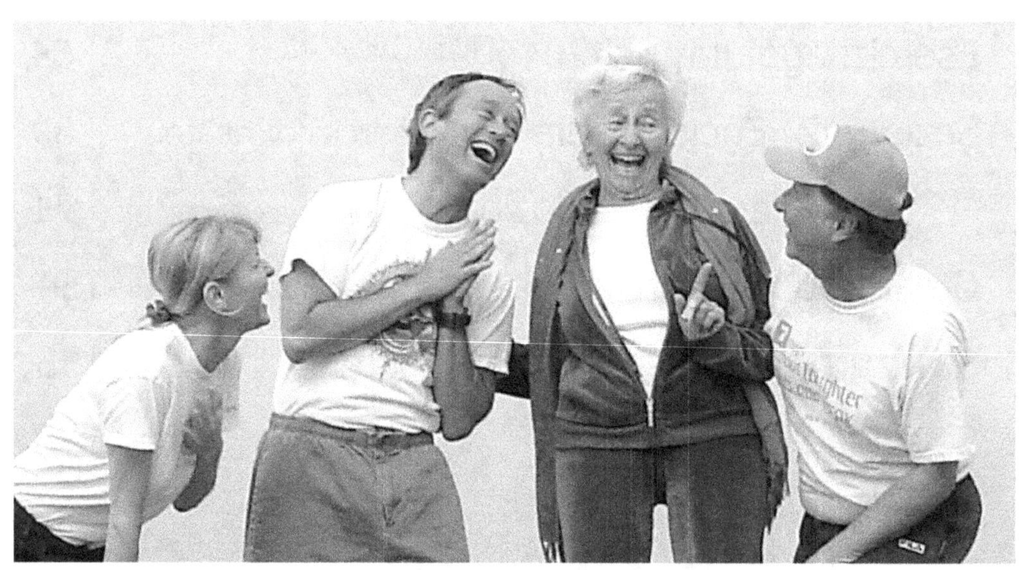

Staff di Laguna Laughter Club

Ridere ogni giorno in riva al mare dal 2005

Kathryn Burns, Jeffrey Briar, Ruthe Gluckson, David Sullenger

La Risata come Esercizio

Qui ci sono semplici attività *gratuite* per portarvi più gioia, nuovi amici e una salute migliore; un'abbondanza di pratiche che evochino la risata per l'uso nei Club della Risata, avviamenti per giochi di teatro dell'improvvisazione, o per qualsiasi "momento di gioco" per persone di tutte le età. Più divertente che un mucchio di cuccioli, tanta gioia quanto quella di trovare un tesoro dei pirati sepolto... tali sono le delizie che troverete in questo libro allegro.

Cos'è "La Risata come Esercizio"?

A volte chiamato Yoga della risata, questa è una tecnica di produzione di risate fini a se stesse senza il bisogno di scherzi o di commedia. I partecipanti interagiscono giocosamente come bambini che si divertono insieme in un parco giochi. Grazie all'interazione sociale la risata diventa rapidamente genuina e sincera.

Lo Yoga della Risata fu creato in India nel 1995 dal Dr. Madan Kataria, un medico, in collaborazione con sua moglie Madhuri, un'insegnante di yoga. Il primo Club della Risata era formato da cinque persone in un parco di Bombay (Mumbai). Ora centinaia di migliaia di persone nel mondo praticano la risata come terapia.

Una sessione tipica di Yoga della risata include: facili allungamenti, pratiche respiratorie, ed un assortimento di tecniche di risata intenzionale come quelle che troverete in questa collezione. Gli esercizi sono semplici e molto gradevoli da eseguire. Non c'è bisogno di una attrezzatura costosa, tappetini, o indumenti particolari. I partecipanti sceglieranno il loro livello di impegno, da gentile a vigoroso. L'esperienza è adeguata per tutte le età e per tutti i livelli di abilità. I compagni di classe di risate, tendono a formare amicizie premurose e di supporto. I partecipanti vivono la vita più gioiosamente e si trovano ad affrontare meglio qualunque stress a cui possano essere sottoposti.

Perché ridere?

Negli anni '60 il giornalista Norman Cousins si curò per una dolorosa malattia terminale attraverso l'uso di terapie alternative che includevano il guardare una costante fornitura di film e show televisivi comici. Il suo libro anatomia di una Malattia - Come percepita dal Paziente condusse ad una estesa ricerca medica.

Alcuni dei Benefici della Risata riportati:

- Allevia lo stress - riduce adrenalina e cortisolo.
- Riduce ansia, paura, depressione - aumenta i livelli di serotonina
- Rinforza il sistema immunitario - aumenta la naturale attività delle cellule anti-virali e anti-cancro
- Migliora i sistemi respiratorio e cardiovascolare - dilata i vasi sanguigni, regola la pressione sanguigna; aumenta la capacità polmonare, aumenta i livelli di ossigeno nel sangue e nel cervello
- Allevia il dolore - produce gli stessi effetti delle endorfine: la "Biochimica della Felicità"
- Favorisce il rilassamento dei muscoli e della mente
- Dà una spinta all'auto-stima, promuove la compassione, rinforza la creatività

Per raggiungere effetti benefici significativi, la risata deve avere una durata sufficiente. Molti studi dichiarano che sono richiesti dai 10 ai 20 minuti per raggiungere i cambiamenti psicologici desiderati. Una risatina occasionale non porta ai migliori risultati. Barzellette e commedie non sono una fonte affidabile per generare una risata che duri così a lungo, ma la Risata come Esercizio può sicuramente assolvere a questo compito. La pratica della risata intenzionale sviluppa anche il nostro senso dell'umorismo: ci scopriremo più inclini a trovare le cose divertenti, e ad essere capaci di vedere il lato più leggero e gioioso della vita. Grazie alla scoperta e allo sviluppo di questo tipo di Risata Senza Barzellette *non sarete più stressati.*

Risata per la vostra vita

Attività di risate sono pratiche, diffuse aggiunte ai corsi di yoga, presso centri per anziani e per incontri d'affari. Gli studenti si divertono di più, sono meno autocritici e fanno più amicizie. Sentono meno dolore e sono più tranquilli. I "breaks" di risata durante le riunioni e sessioni di studio provocano più attenzione focalizzata, migliore memoria e maggiore coinvolgimento. La risata sul posto di lavoro fa si che i dipendenti siano veramente felici di andare a lavorare ogni giorno.

Questo libro Questa pubblicazione tenta di essere completa nell'offrire esercizi pratici di risata, ma accenna soltanto alla storia e la teoria che sta dietro lo Yoga della Risata. Per una discussione più completa sulla storia e la filosofia dello Yoga della Risata vedere *The Laughter Yoga Book* del Jeffrey Briar e/o *Ridere senza Nessun Motivo* del Dr. Madan Kataria.

Come Condurre un Esercizio di Risata

Tutte le sessioni sono precedute dalla premessa che gli studenti possono partecipare a qualsiasi livello di energia essi desiderino. Essi sono invitati a modificare qualsiasi pratica per poterla adattare al loro livello di comfort personale, o astenersi dal compiere qualsiasi attività che ritengano potrebbe causare loro disagio.

Le Tre "D" - *Dichiara*, *Dimostra* e Fai (*Do* in inglese) (In alternativa: "Dici; Dimostra; 'Vai!'")

Passo 1 : *Dichiara* (Denota/Nomina) (o "Dici"). Dire il nome dell'esercizio.

"Il prossimo esercizio si chiama 'La Risata del Pinguino'"

Passo 2 : *Dimostrare* (o "Mostrare"). Mostrare fisicamente come praticare l'esercizio, mentre simultaneamente si danno a voce le istruzioni.

"Iniziare con i piedi rivolti verso l'esterno [*mettere i piedi in questa posizione:*], braccia verso il basso lungo i fianchi, le mani flesse, palme delle mani rivolte verso il pavimento. Camminare in giro come un pinguino [*fare una camminata a gambe tese, le mani flesse verso l'alto oscillanti verso l'interno e poi lontano dalle gambe*]. Giocare con o seguire gli altri pinguini, ridendo tutto il tempo [*avere un contatto visivo con gli altri partecipanti, sporgendosi verso di loro nel saluto*]."

Passo 3 : *Fare* (o "'Vai!'"). Primo: interrompere la dimostrazione. Allora: dare un chiaro "comando di Start". Questo, viene fatto in modo da far salire una tensione che verrà poi rilasciata nella risata che si farà insieme, tutti allo stesso tempo, ed è il modo di dar loro lo spunto per ridere.

"OK, avete i piedi girati verso l'esterno? Pronti – set: andare!" (*immediatamente scoppiano in una risata*).

Oppure: "Pinguini, siete pronti? Take off!"

Oppure: "Ci risiamo: uno, due, tre, Waddle!"

Consentire all'esercizio di durare per almeno 15 secondi - 30-45 secondi è preferibile. Alcuni gruppi entusiasti possono eseguire un intero minuto o più. (In alcuni paesi, ogni esercizio di risate si può far durare dai due ai cinque minuti!) Entrare in sintonia con il vostro gruppo: lasciare spazio in cui i partecipanti possono andare di là di loro sforzo iniziale di copiare il Leader fino ad arrivare dove possono esplorare delle sfumature e scoprire i propri impulsi creativi.

Concludere l'esercizio dicendo parole di lode (come "Ottimo lavoro, tutti!"- Vedi anche "Parole Incoraggianti", disponibile da www.LYInstitute.org) o facendo il "**Ho, ho, ah ah-ha**" (pag. 57) o "**Molto bene, molto bene, Yay!**" pratica (pag. 60).

Ci sono numerosi esempi disponibili per la visualizzazione su YouTube. Visita il nostro account sotto "JoyfulGent" e "Jeffrey Briar" o cerca sotto " laughter exercise briar ".

Ci auguriamo che abbiate gradito la vostra avventura nel mondo gioioso, giocoso della risata come esercizio. La Risata incoraggia l' immaginazione; guardate voi stessi creare dei nuovi esercizi tutti vostri! Il Club della Risata accoglie tutti i partecipanti e le nuove idee, sperimentate la gioia dei soci del vostro Club della Risata portandovi ed inventando nuovi esercizi di risata che potete condividere con il mondo. Potete condividere esercizi di risata, nonché ottenere consigli relativi alla risata e coaching leadership, attraverso il nostro online gratuito gruppo "Laugh4Health" su YahooGroups.

Gioioso essere!   --Jeffrey Briar

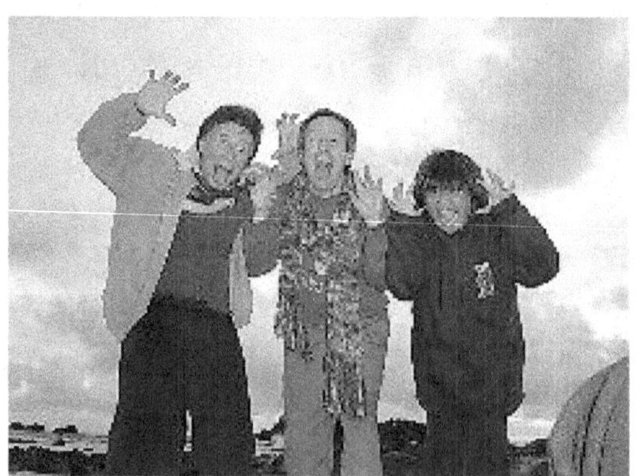

Parte 1

Esercizi della Fondazione del Dr. Kataria

Più di 60 Esercizi di Risata
raccomandati usati
dai Club della Risata in tutto il mondo

Versione Black-&-White
Rivisitata and Aggiornata 2016-2018

Titoli © Scuola di Yoga della Risata del Dottor Kataria
Descrizioni ed Immagini © Jeffrey Briar/ Laughter Yoga
Institute

Traduzione Italiana di Maria Cristina Madera

Nessuna riproduzione autorizzata, grazie

The Laughter Yoga Institute   www.LYInstitute.org

Questo volume è uno strumento di supporto per i Leader di Esercizi di risata. Le pratiche sono quelle che il Dr. Kataria, creatore dello Yoga della risata, richiede che vengano insegnate a tutti i programmi di formazione in tutto il mondo dal 2006-2015. Gli esercizi aggiunti da Dr. Kataria nel 2015 sono alle pp. 64-67. Una volta che avrete familiarità con questi esercizi potrete condividere un comune corpo di conoscenza – così come l'amicizia - con i Leader di Esercizi di Risata in tutto il pianeta.

Gli esercizi sono disponibili in ordine alfabetico dalla A alla Z. Ci sono altre risate ed esercizi di respirazione nella parte finale di questa sezione. Le immagini originariamente sono state richieste per supportare le Photo Flash Card di Esercizio di Risata (queste sono fuori catalogo, ma è possibile ordinare i file per fare le vostre carte tramite www.laughter-exercise-cards.info; su questo sito ci sono anche le traduzioni degli esercizi in diverse lingue). Sono rappresentati gli amanti della risata provenienti da 23 paesi.

Tutti gli esercizi sono eseguiti "mentre si ride." I numeri che seguono ogni descrizione indicano il livello di imperative tipicamente associati con l'esercizio. Numeri bassi (1-3) indicano una pratica delicata; numeri alti (8-10) sono espressi in modo più energico. Anche così, coloro che ridono sono incoraggiati a partecipare a qualunque livello si sentano a loro agio.

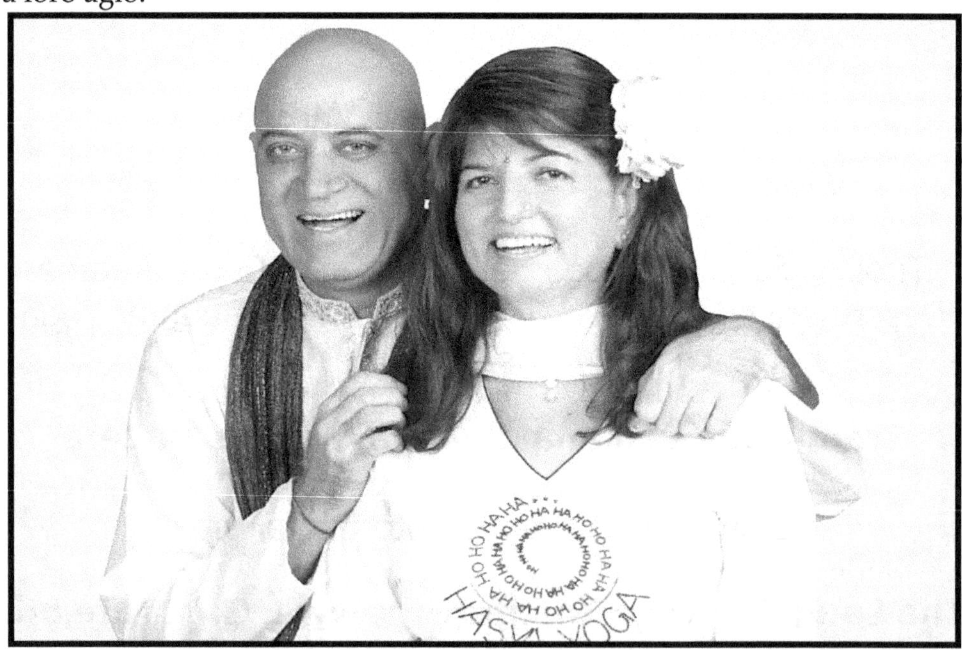

Dr. Madan e Signora Madhuri Kataria

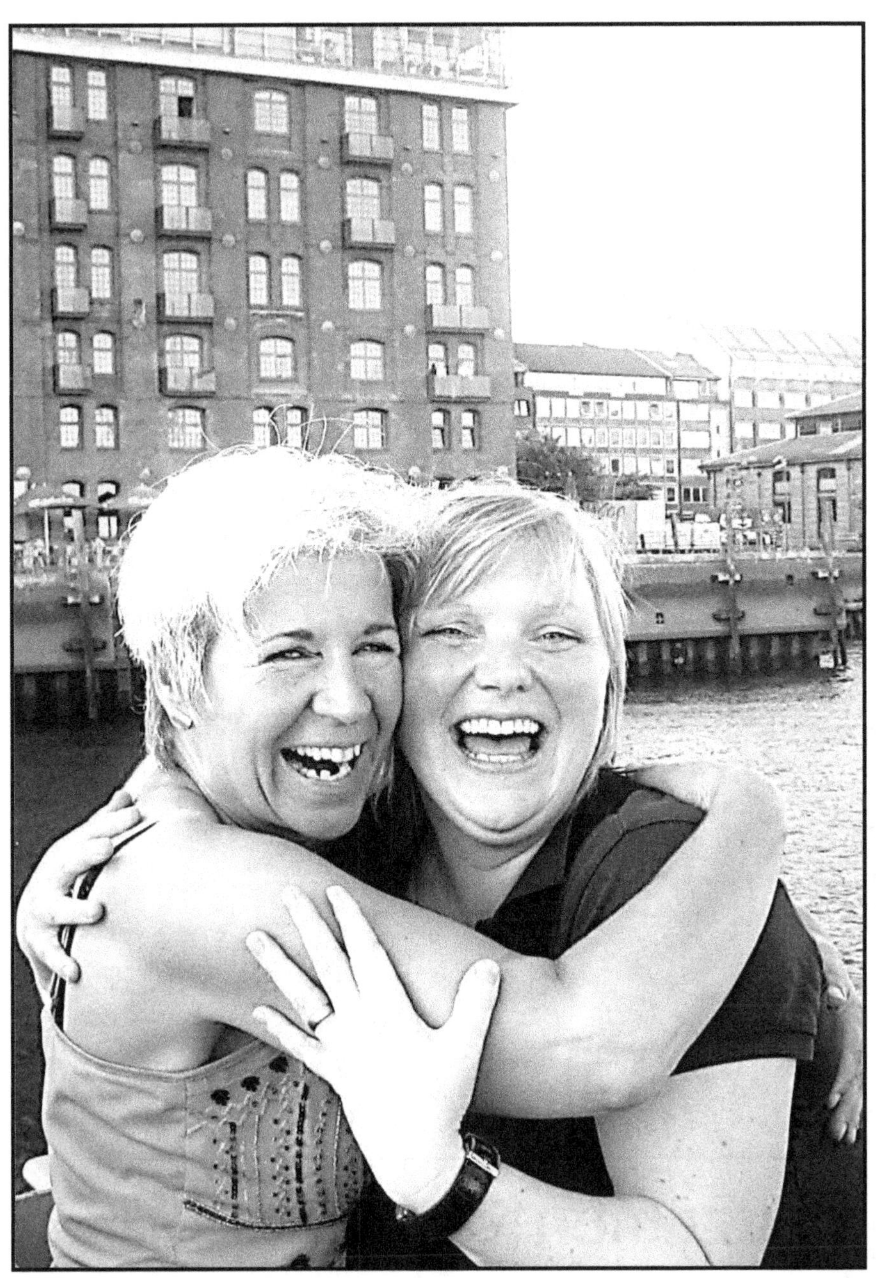

Abbracciarsi

(Cuore a Cuore, Risata dell'Intimità)

Ridete mentre vi abbracciate reciprocamente con gentilezza; sentite reciprocamente la vostra risata. 2 - 4

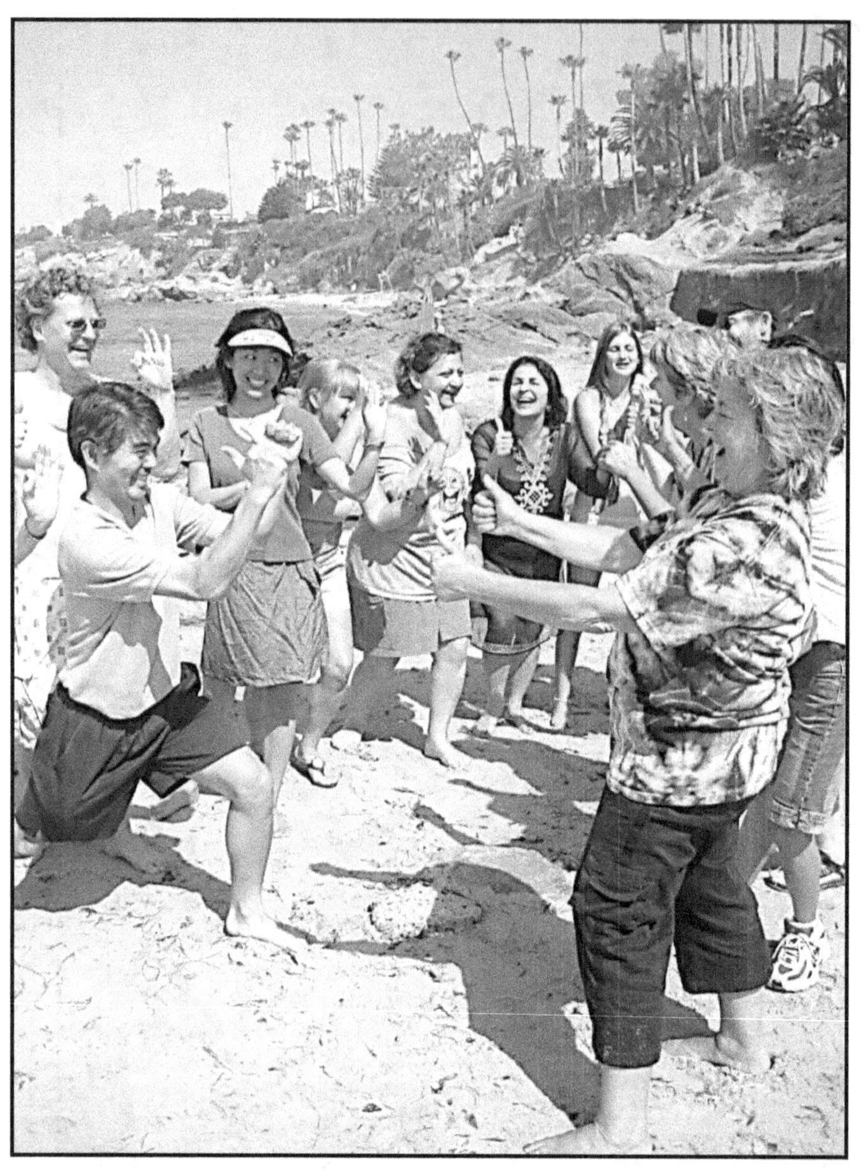

Apprezzamento (Riconoscimento)

Portate la punta del vostro indice ad incontrare quella del pollice così da formare un piccolo cerchio: "O-kay!" oppure usate il gesto del "pollice in su", Camminate esprimendo approvazione: "Ah-ha-ha, bel lavoro!" "Ben fatto!" "Tutto bene!" Potete applaudire brevemente, lanciare baci, "dare il cinque", etc. 2 - 5

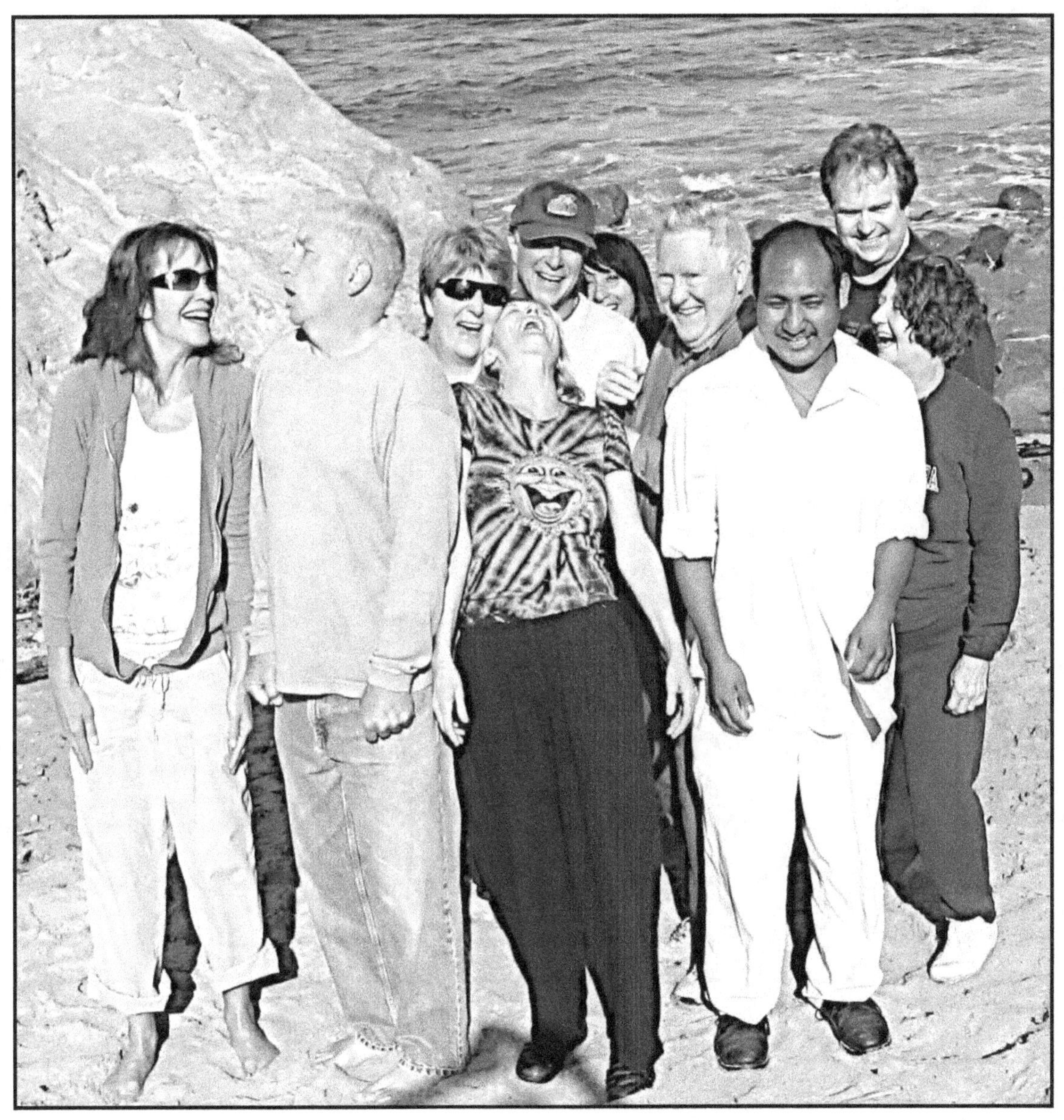

Ascensore

Stare vicini tutti insieme in un gruppo, ridendo
nervosamente come l'ascensore si muove, le porte si
aprono e si chiudono, saltellando intorno. Quindi le porte
si aprono e scoppiano tutti a ridere! 3 – 6

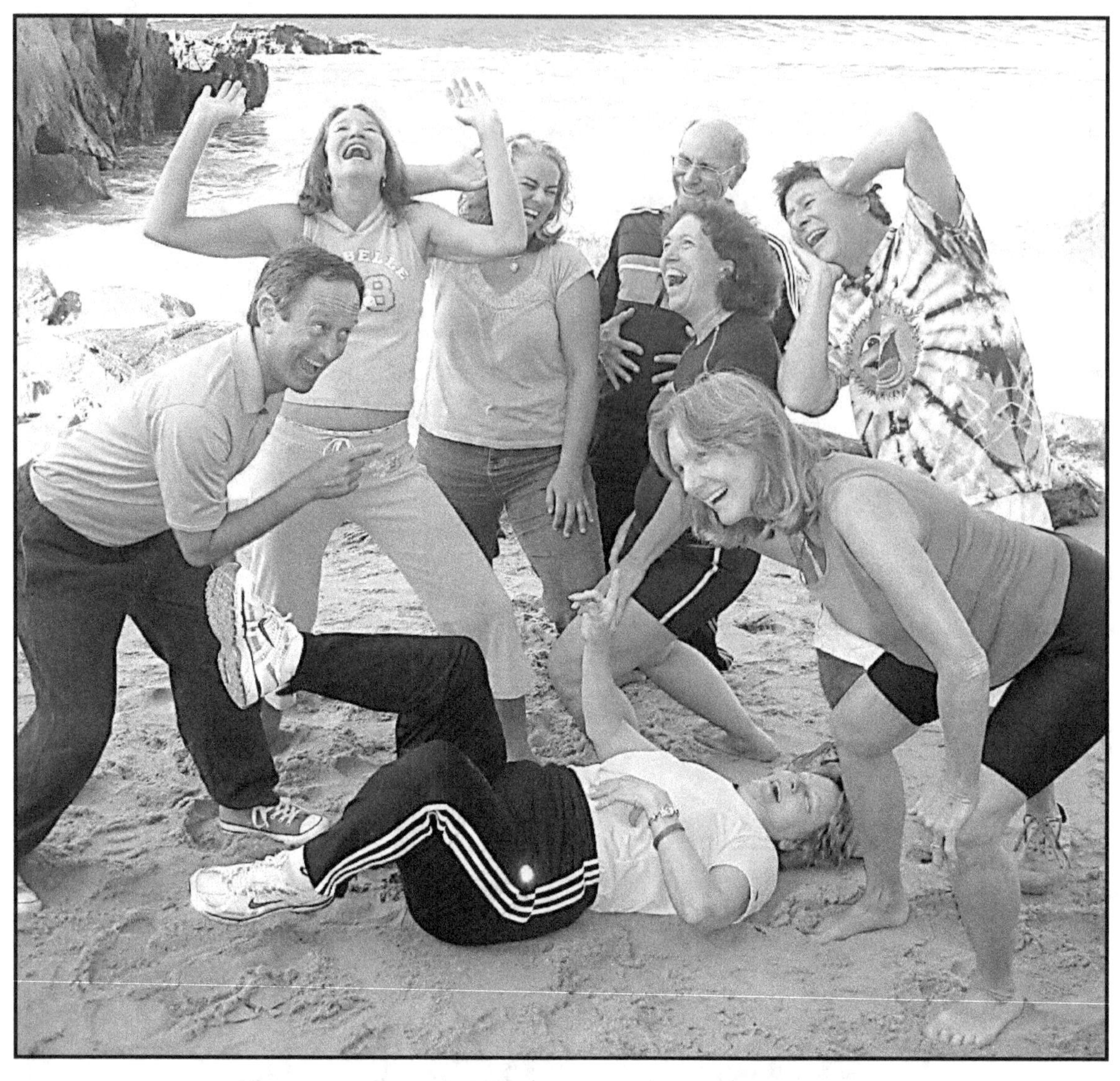

Battuta Finale in Gibberish

(Barzelletta Gibberish)

Una persona finge di dire (in gibberish) le ultime parole
di uno "barzelletta". Quando hanno finito, tutti ridono
come se fosse la cosa più divertente che avessero mai
sentito. (Dal Laguna Laughter Club. Questo non è uno degli esercizi di base
del Dr. Kataria; a noi piace così tanto, che abbiamo dovuto includerlo.) 2 - 10

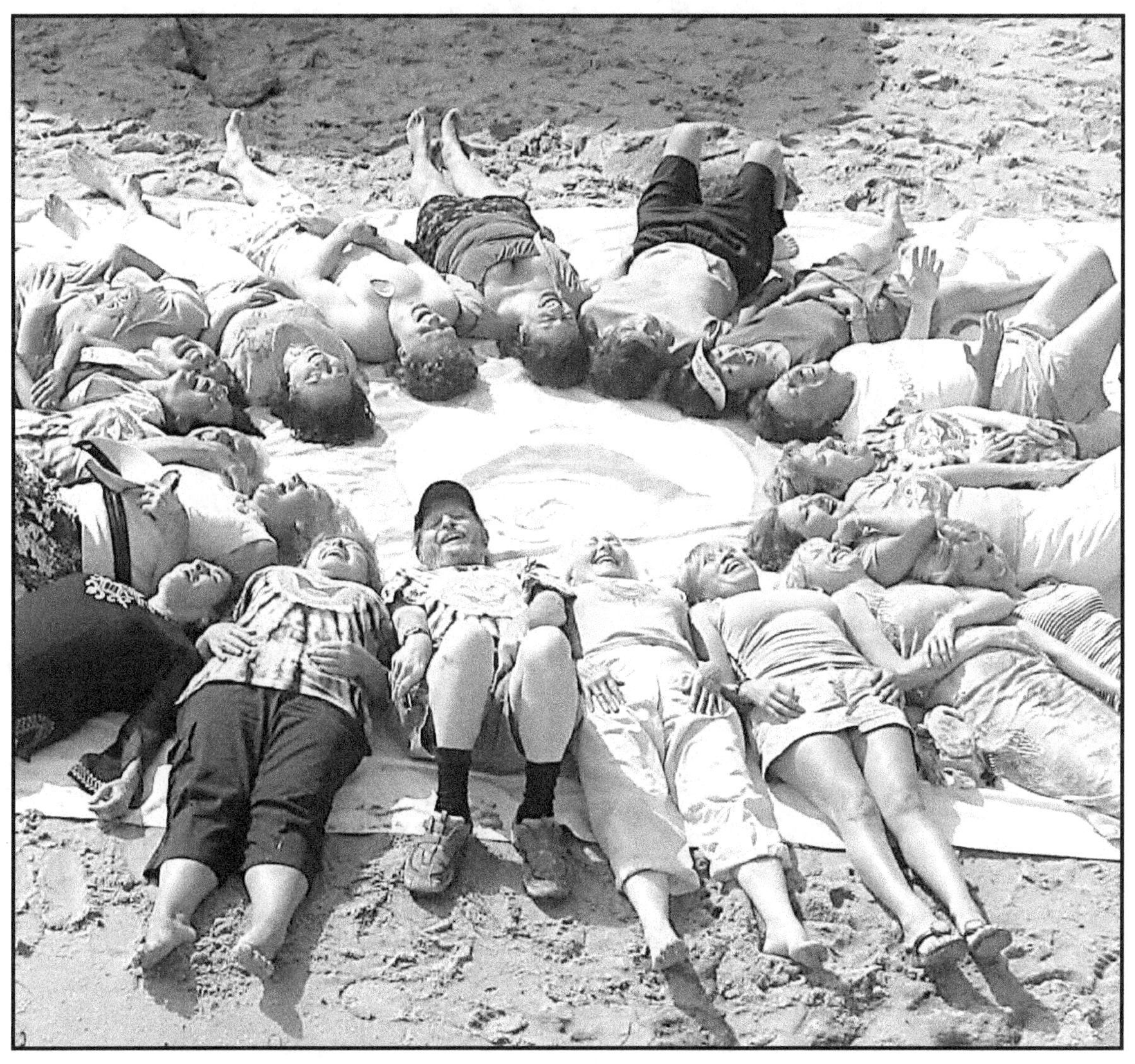

Il Centro del Bersaglio

(Girasole, Bersaglio)

Sdraiatevi sulla schiena, con le teste verso il centro del
cerchio, i piedi fuori verso la periferia (come i petali di un
fiore, i raggi di una ruota o un bersaglio). Fate la
"Meditazione della Risata" (occhi chiusi, ridere senza
motivo, vedere p. 60) o "Centopedi" (p. 22). 2 – 9

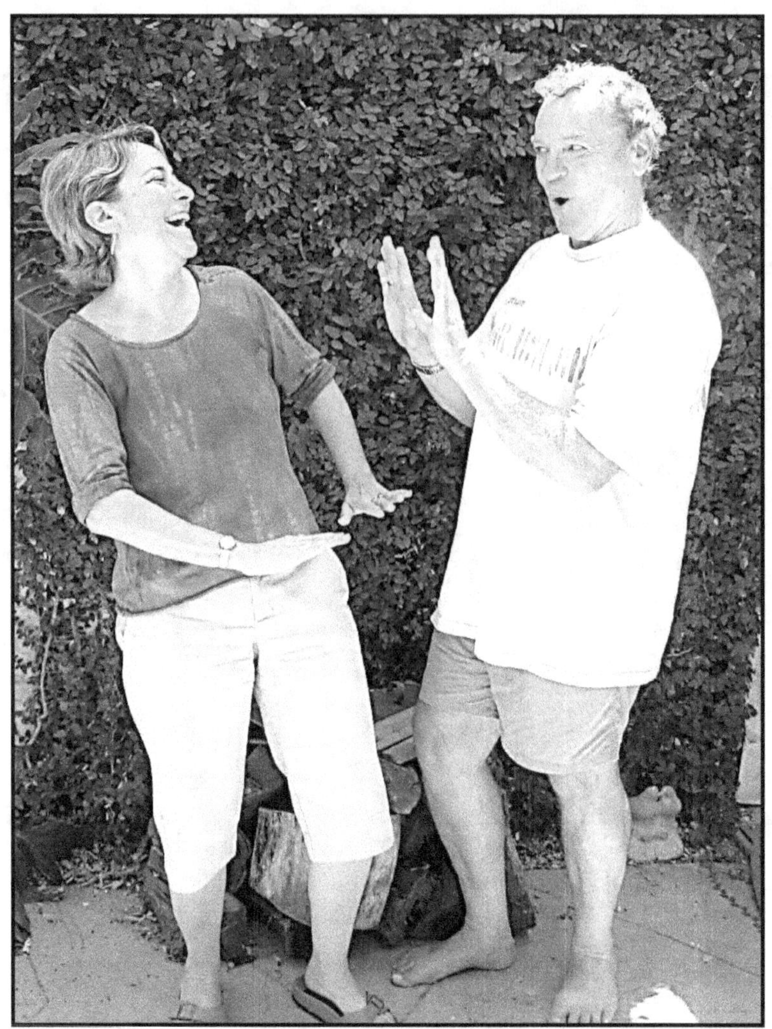

Calcutta

Ognuno lo fa simultaneamente. Mani nella parte anteriore: due brevi ripetizioni decise di "Ho, Ho" con mani che spingono in avanti; seguire con due ripetizioni di "Ha, Ha" con le mani rivolti verso il basso e spingendo bruscamente verso il basso. Includendo un lieve rimbalzo con le ginocchia; potete fare movimenti di danza, le mani da un lato, sopra la testa, ecc. Ripetere per 15-30 secondi. Si può accelerare; è permesso trasformare in una risata libera, incontrollata. 7 − 10

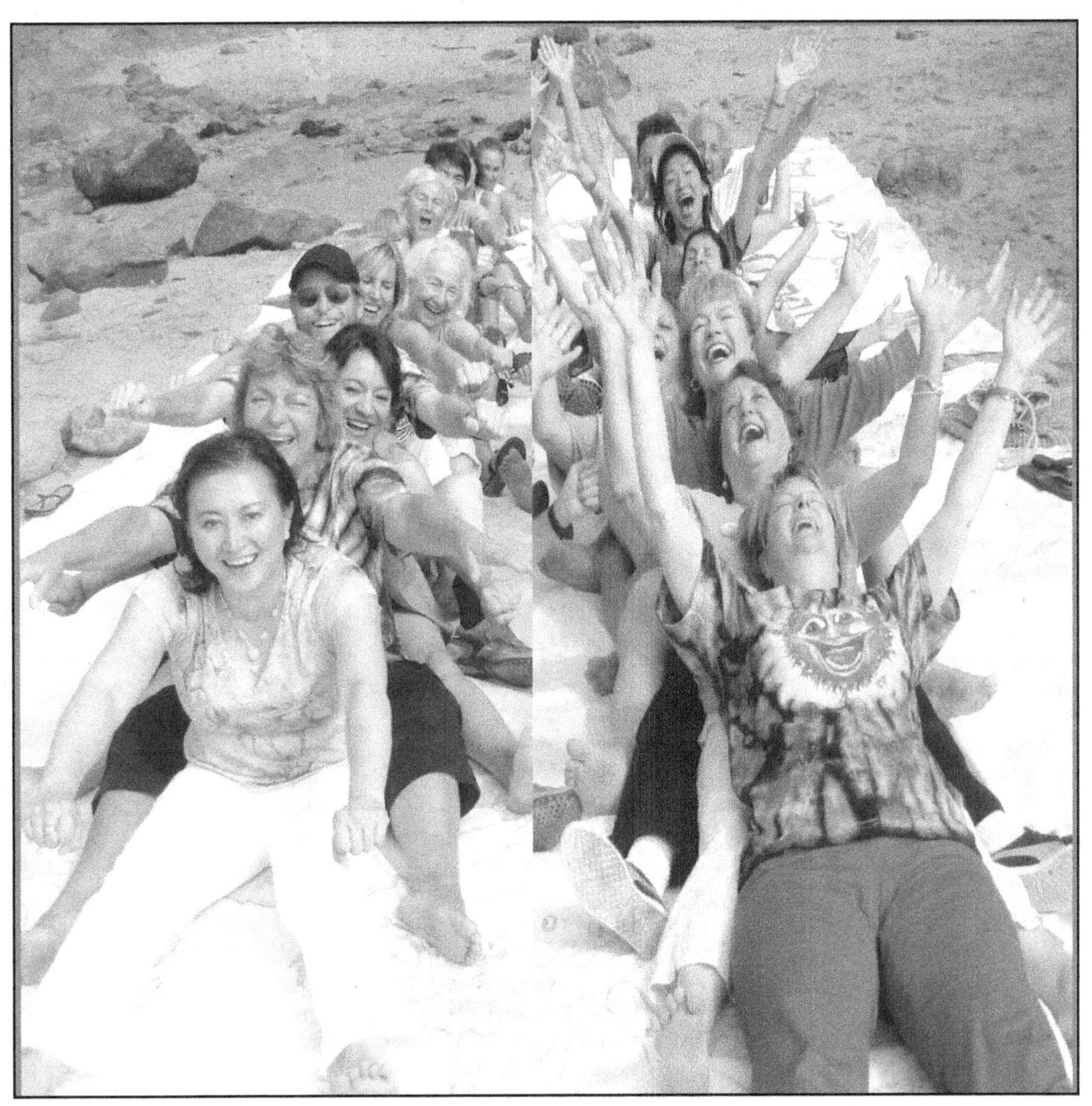

Canottaggio (Remare la Barca)

Sedersi con le gambe a cavallo di un'altra persona, braccia
di fronte. Far finta di fare canottaggio, "Aeee; aeee... ";
dopo due o quattro volte, appoggiatevi allo schienale e
ridete, con la testa appoggiata sulla pancia della persona
dietro. 7 - 10

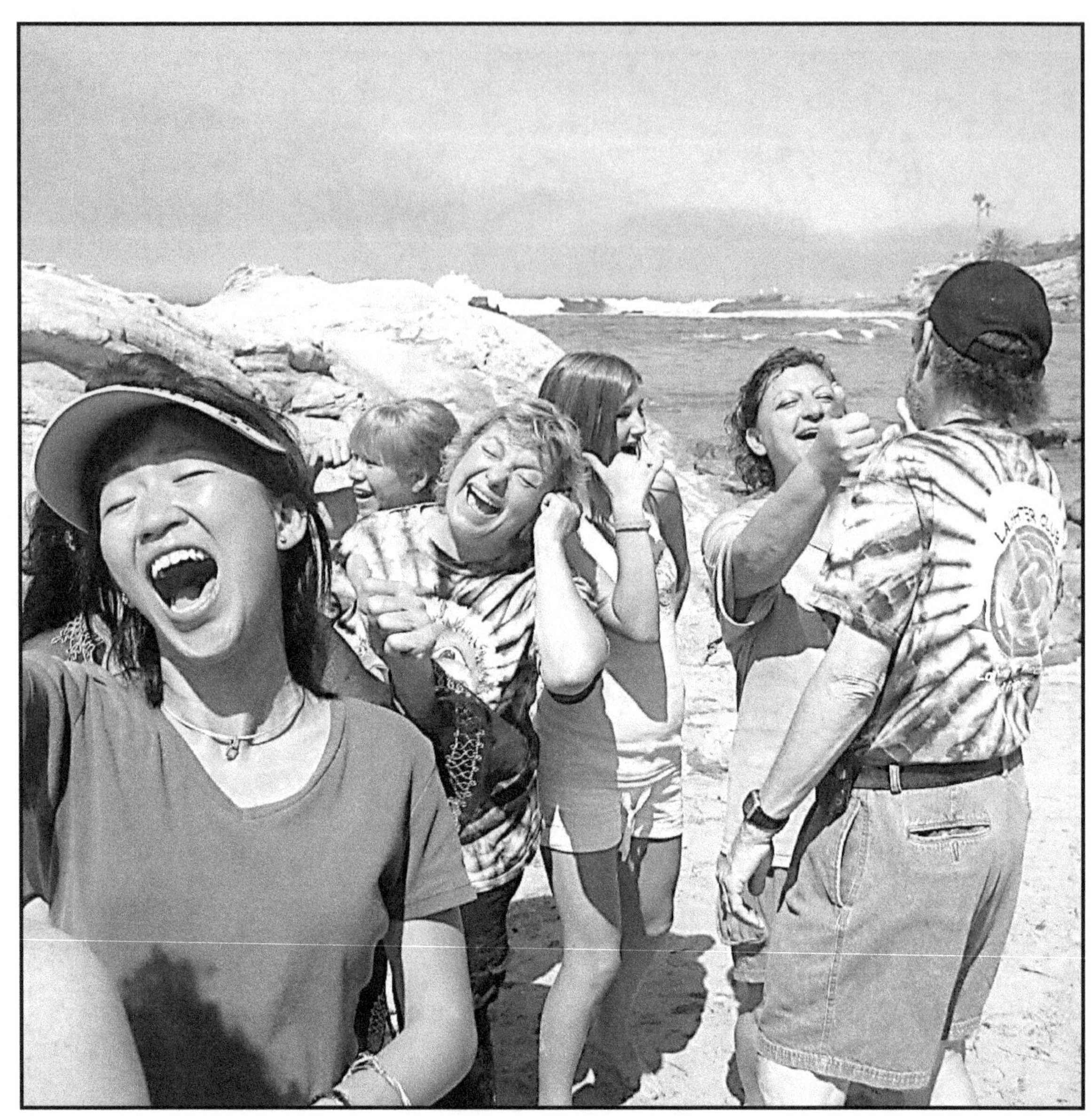

Cellulare (Telefono mobile)

Tenere un cellulare immaginario; metterlo all'orecchio;
ridere di quello che si sente. Muoversi e condividere con
gli altri; essi ridono al vostro cellulare, voi ridete al loro.
4 – 6

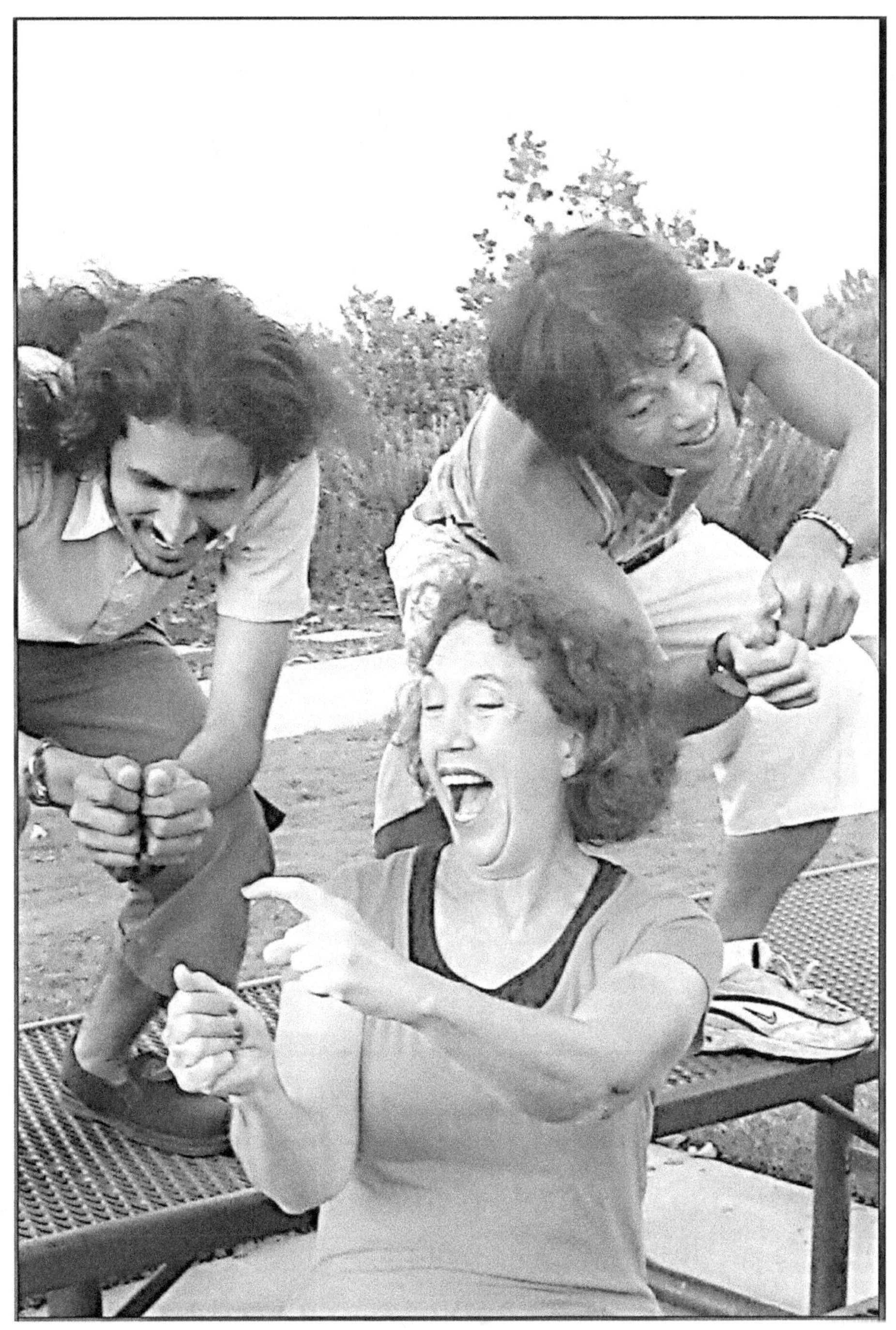

Un Centimetro

Misurate solo dalla punta alla giuntura del pollice; è finita
così in fretta! (Precedete con "Un Metro" p . 37) 1 - 4

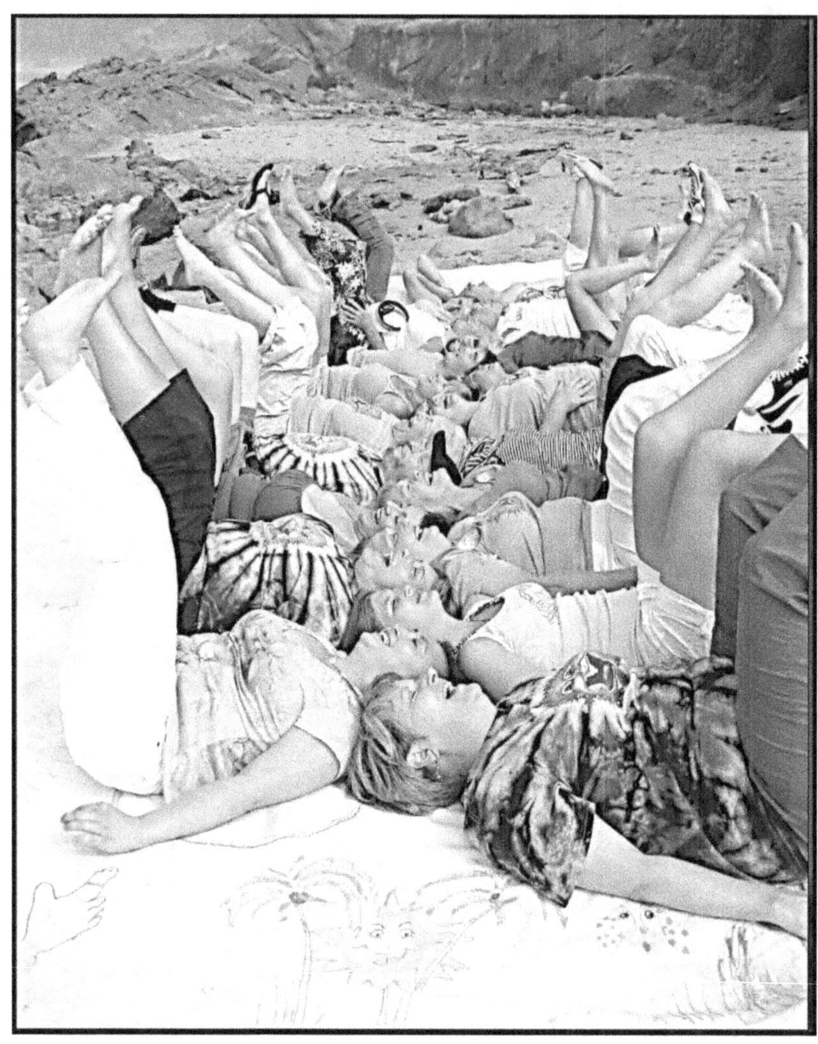

Centopiedi

Sdraiatevi sulla schiena, la prima persona con la testa al centro e i piedi verso destra, la persona successiva con la testa al centro ma i piedi a sinistra. (La vostra testa è vicina a quella della persona successiva, mentre il loro corpo si estende lontano nella direzione opposta al vostro corpo). Fare una linea. Scalciate con le gambe, agitate le braccia, etc. 6 – 10

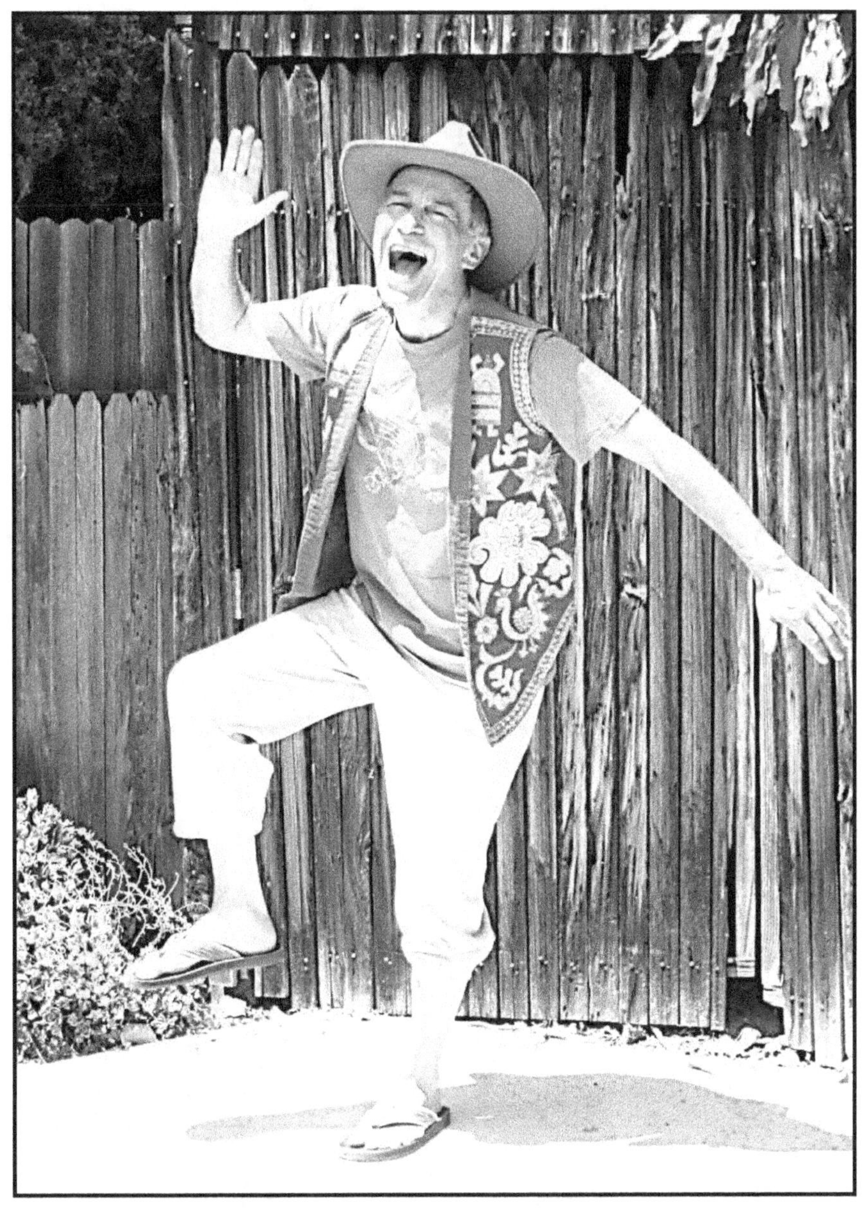

Il Cowboy Americano

Schiaffeggiate le cosce, una sola o entrambe come un cowboy del Selvaggio West. Sollevate il vostro grosso cappello, dite "Yee-haw"; mettete i pugni sui fianchi, cavalcate un cavallo, fate roteare le pistole. Una grande, forte e roboante risata dicendo: "Hardy har har!" 4 - 9

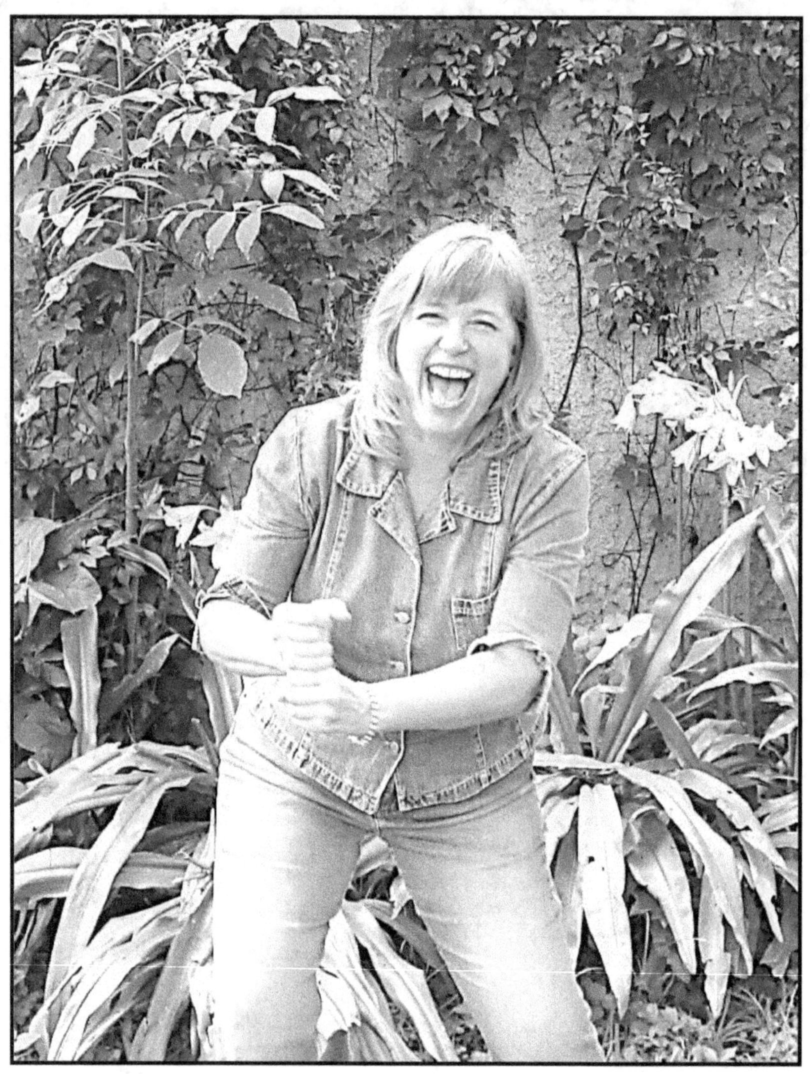

Crema di Latte

(Zangolatura del burro, "Tak-Choum")

C'è un bastone per mescolare in una botte; sollevare il bastone alto e in basso, o in movimenti avanti e indietro (come se vi fosse una corda attaccata), con suoni-risate ripetitivi (come nei suoni di "Tak-Choom"). 6 – 10

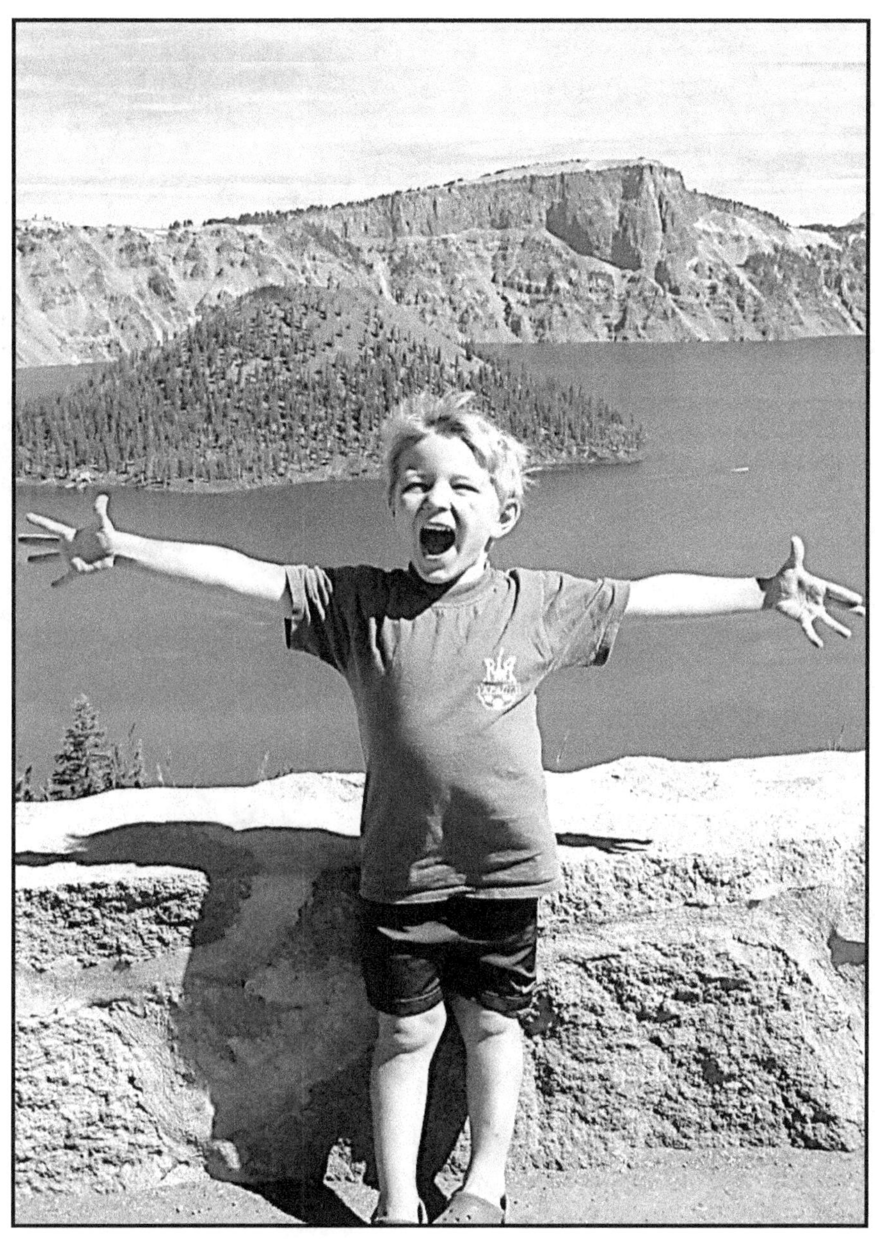

Di Cuore (Calorosa)

Aprite le braccia verso il cielo, inclinate la testa indietro e fate uscire una grande risata che scuote tutto il vostro cuore. Potete saltellare, o saltare su e giù (fare questo fa molto bene al sistema linfatico). 4 – 9

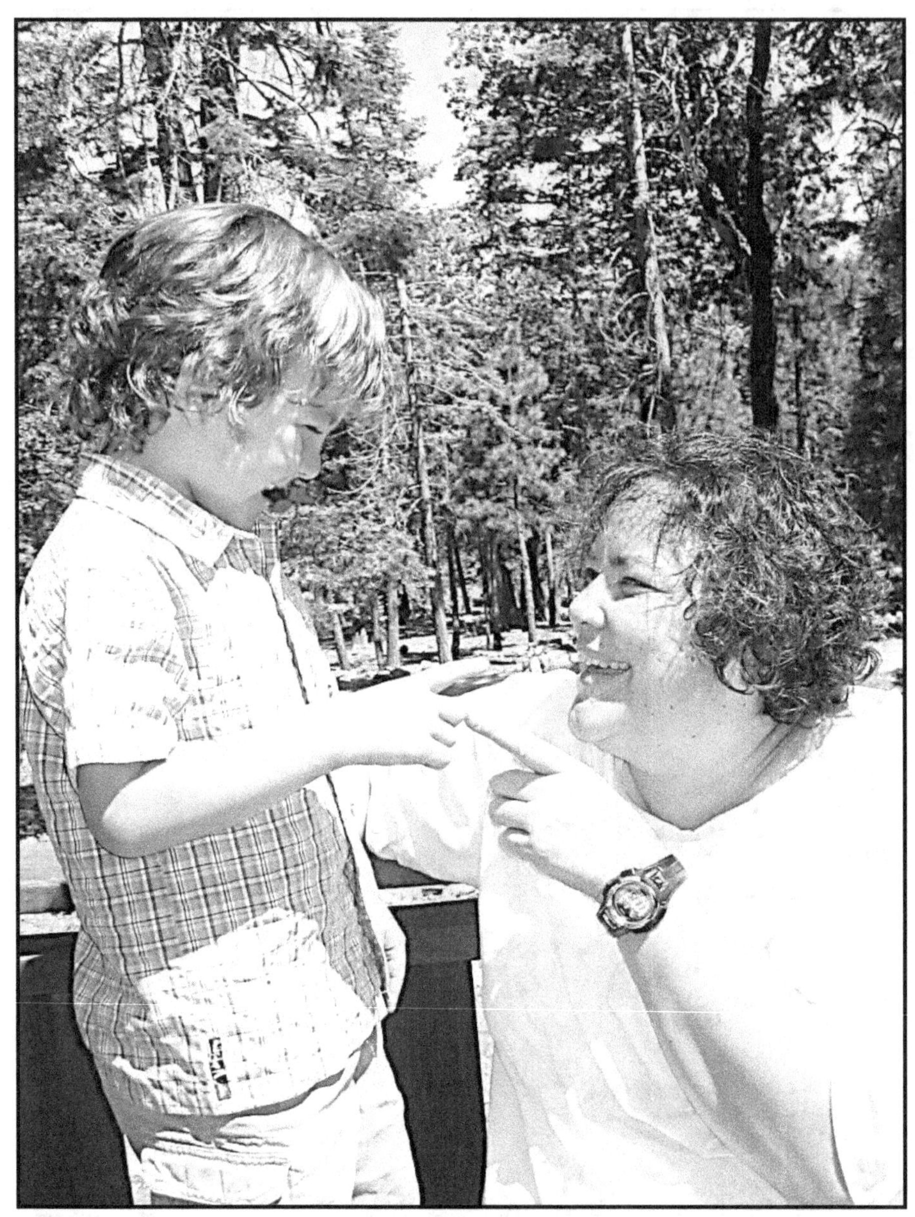

Discussione
(Cattivo-Cattivo)

Fate finta di "discutere" puntando e scuotendo il dito indice verso qualcuno. Soltanto in maniera scherzosa, niente di serio! (Seguito poi dal "Perdono" p. 44) 4 -8

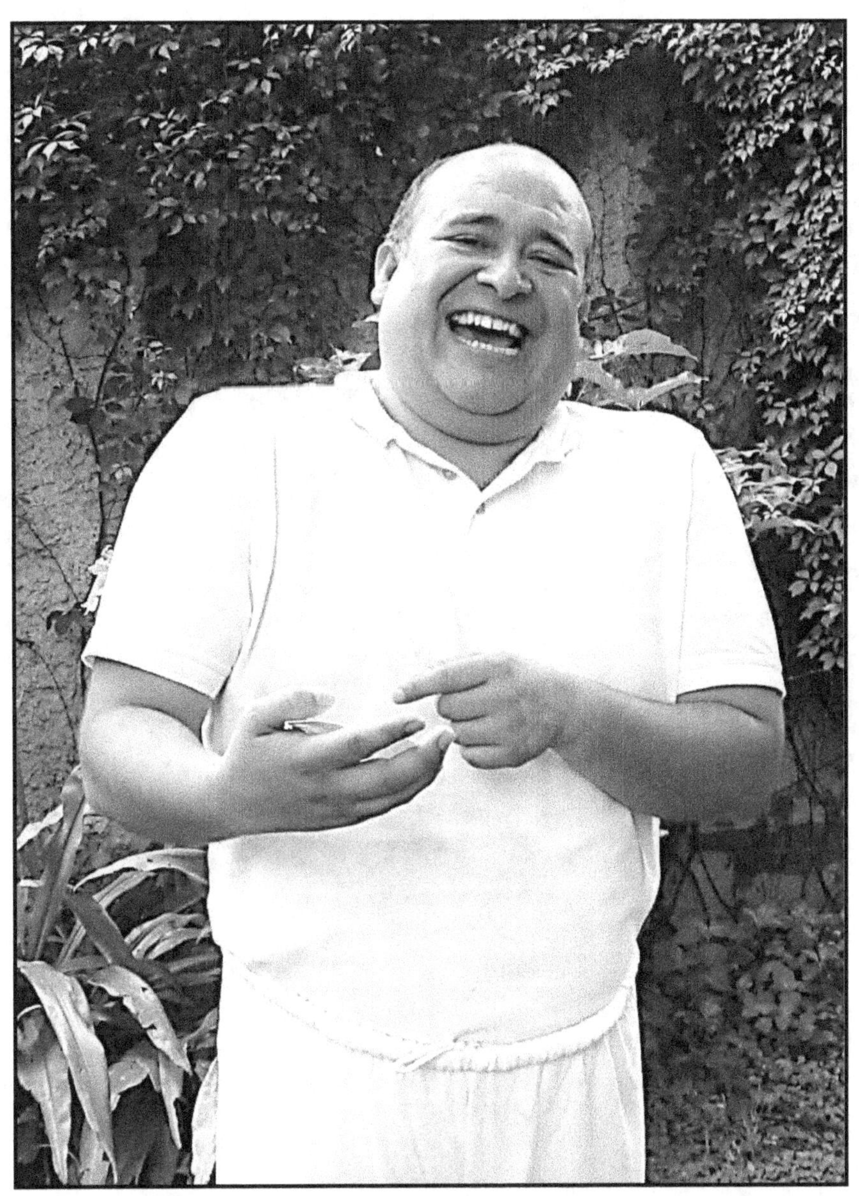

Estratto Conto della Carta di Credito (Conto Visa)

Nelle mani tenete un estratto conto immaginario; aprite le mani (palmi verso di voi), ridete di quello che vedete; mostrate i palmi delle mani e condividete con gli altri. 3–6

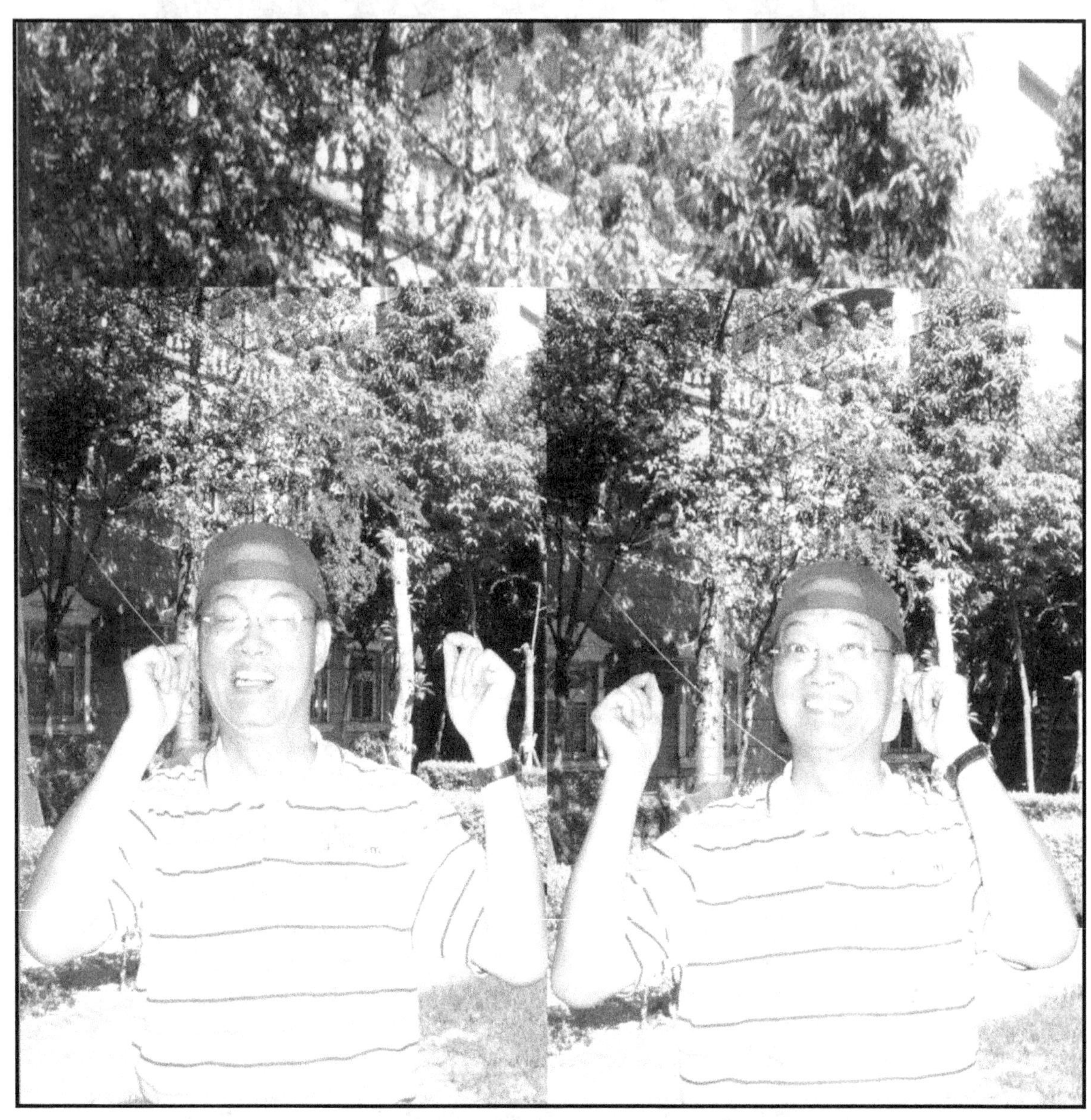

Filo Mentale

Arrotolate il filo attorno alle mani ; "ripulite" il cervello, la lingua, tra e intorno a qualsiasi e tutte le parti del corpo. 2 – 5

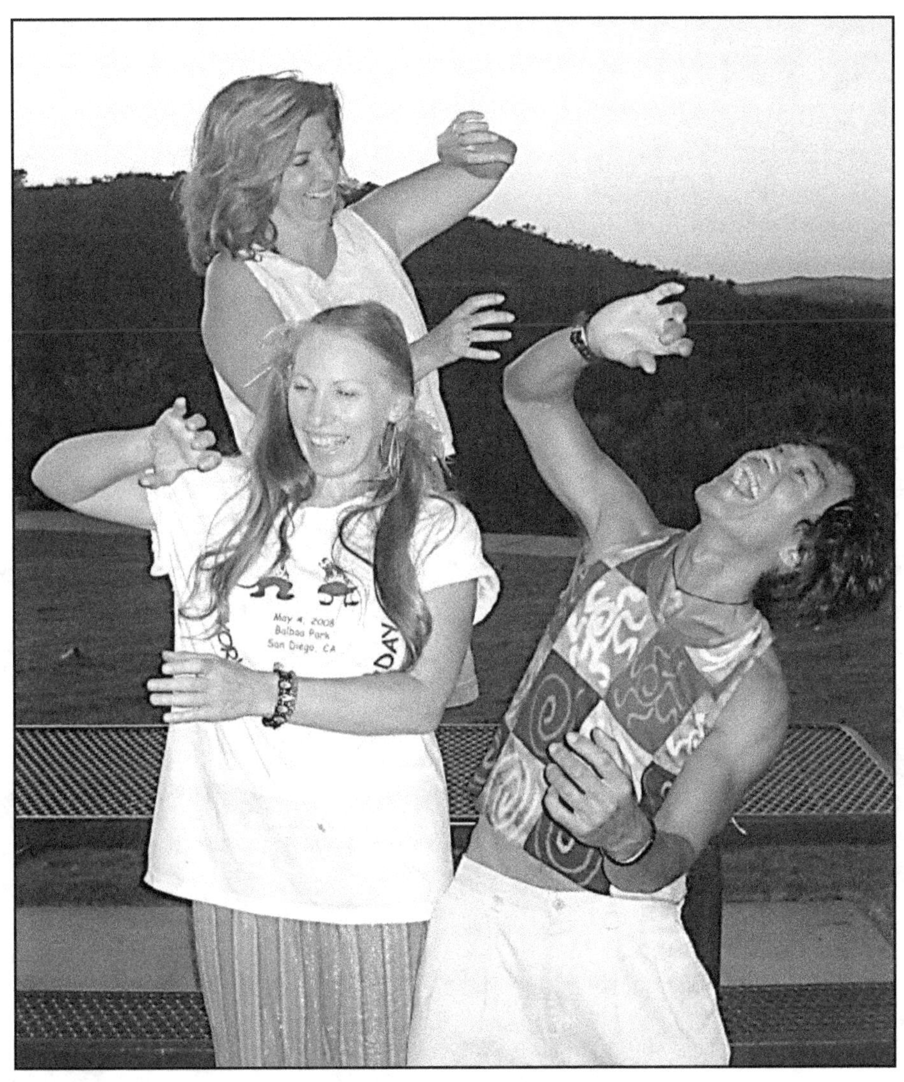

Frullato (Lassi)

Tenere due bicchieri di latte immaginari. Versare l'uno nell'altro, dicendo "Aee …" Versate il secondo nel primo, dicendo (un po' più forte) "AEEE …" Quindi sdraiatevi, "bevete" e ululate. Guardatevi intorno e fate un cenno del capo verso gli altri, che buon frullato avete - e così fanno loro! 4 – 8

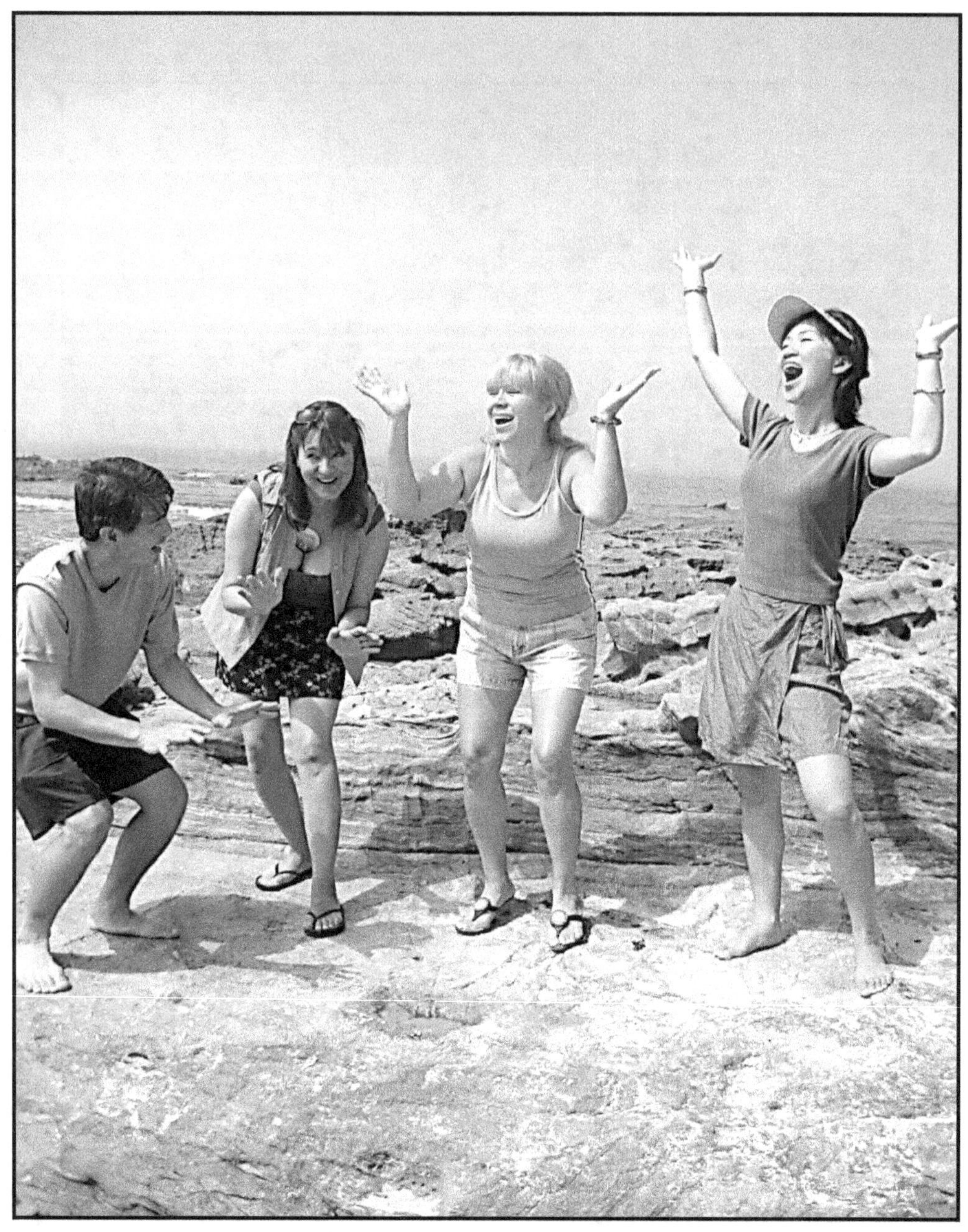

Gradiente

Iniziare con un sorriso, lasciarlo crescere in una risatina gentile; permettere di aumentare lentamente, in vigore e volume, fino a quando ciascuno è ruggente. Lasciarlo a diminuire fino a tornare a una risata gentile. 4 – 10

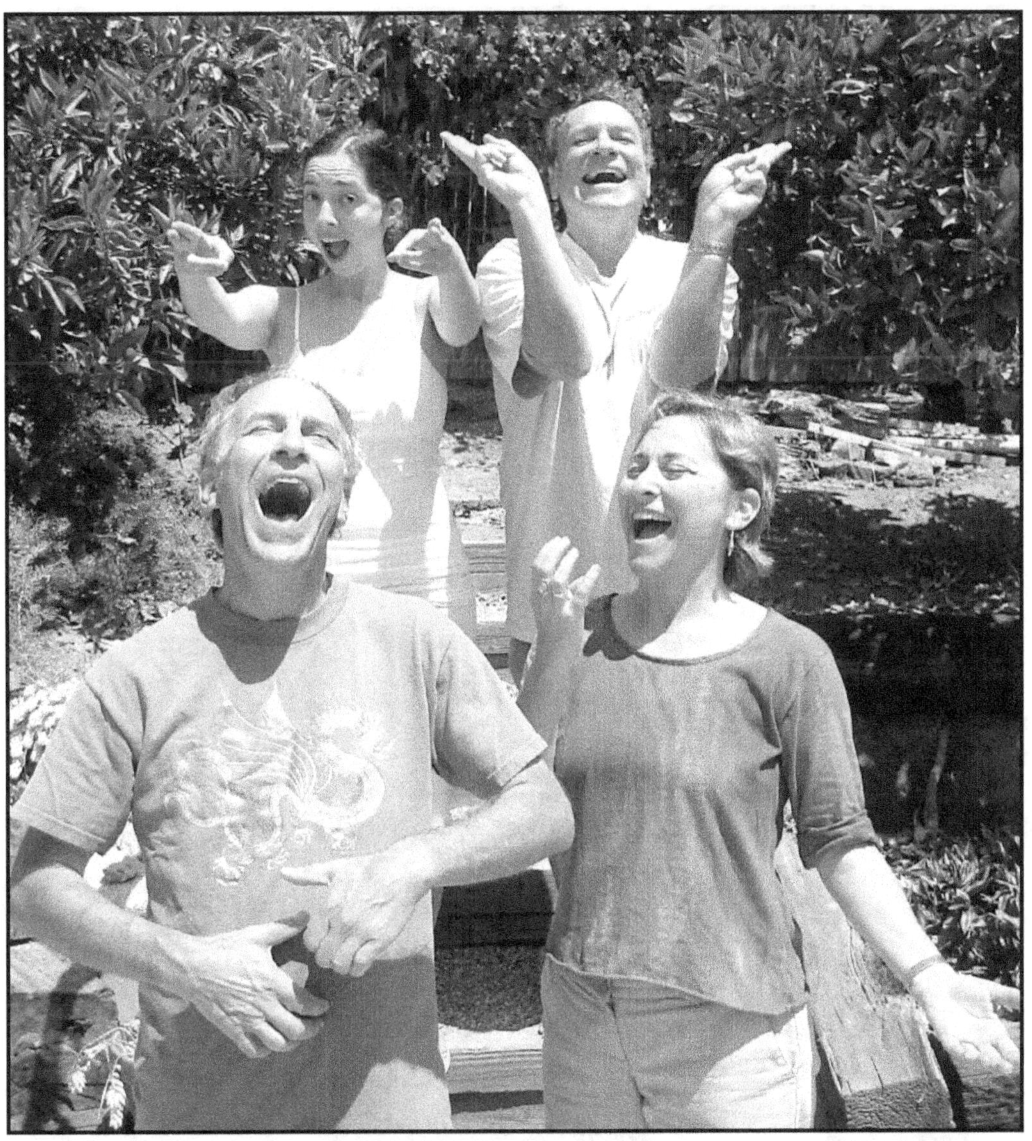

Hostess di Linea Aerea

Dimostrate: 1. Dove si trovano le uscite di emergenza e l'illuminazione del pavimento. 2. Come si mette la cintura di sicurezza. 3. Far scendere le maschere ad ossigeno; indossarle, poi farle indossare ad un altro. 4. Gonfiare il giubbetto di salvataggio (soffiando in un tubo). 4 – 7

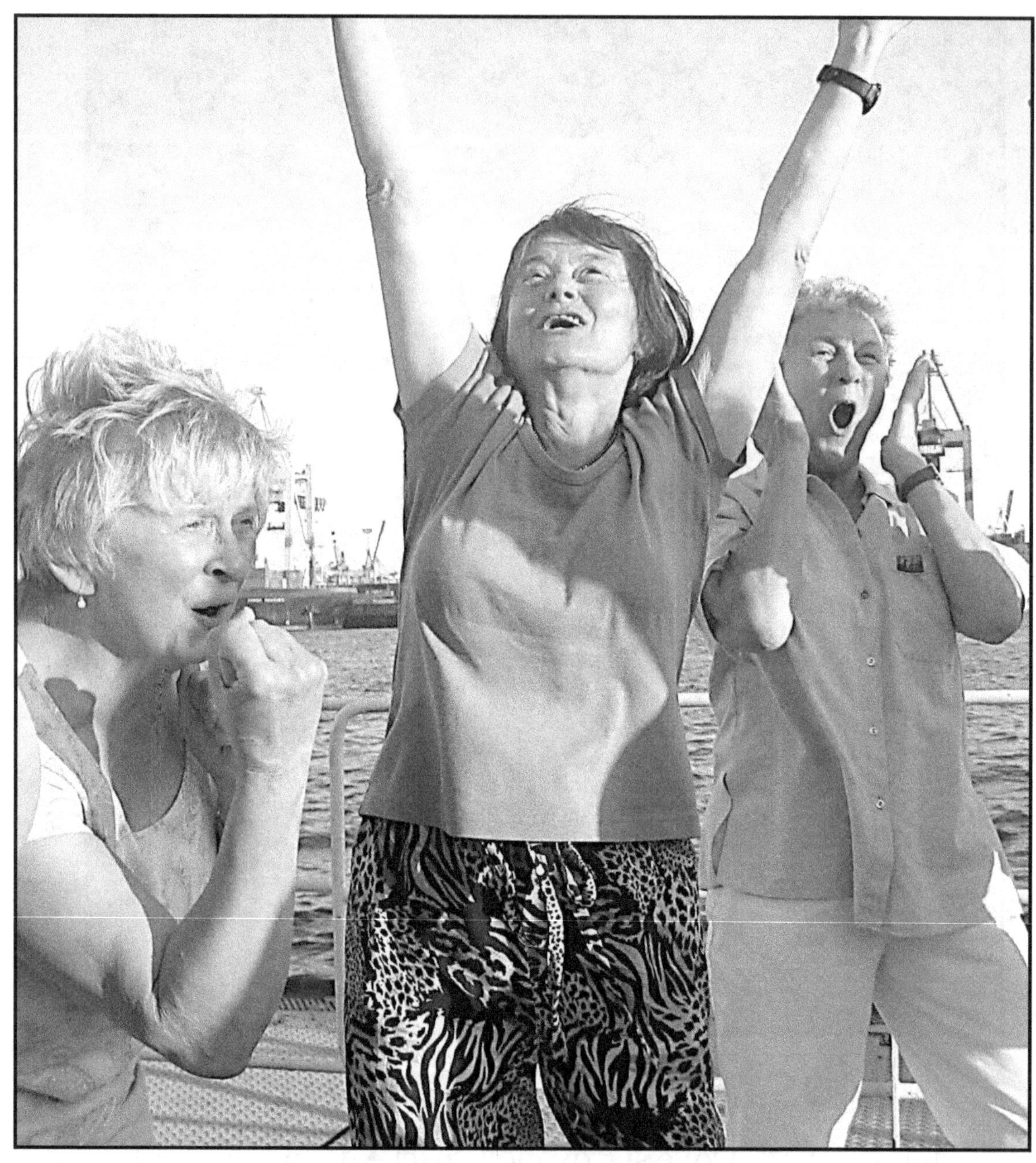

Jackpot (Montepremi)

Estrarre il biglietto vincente della lotteria, alzate le braccia in festa: "Siamo ricchi!" 5 - 10

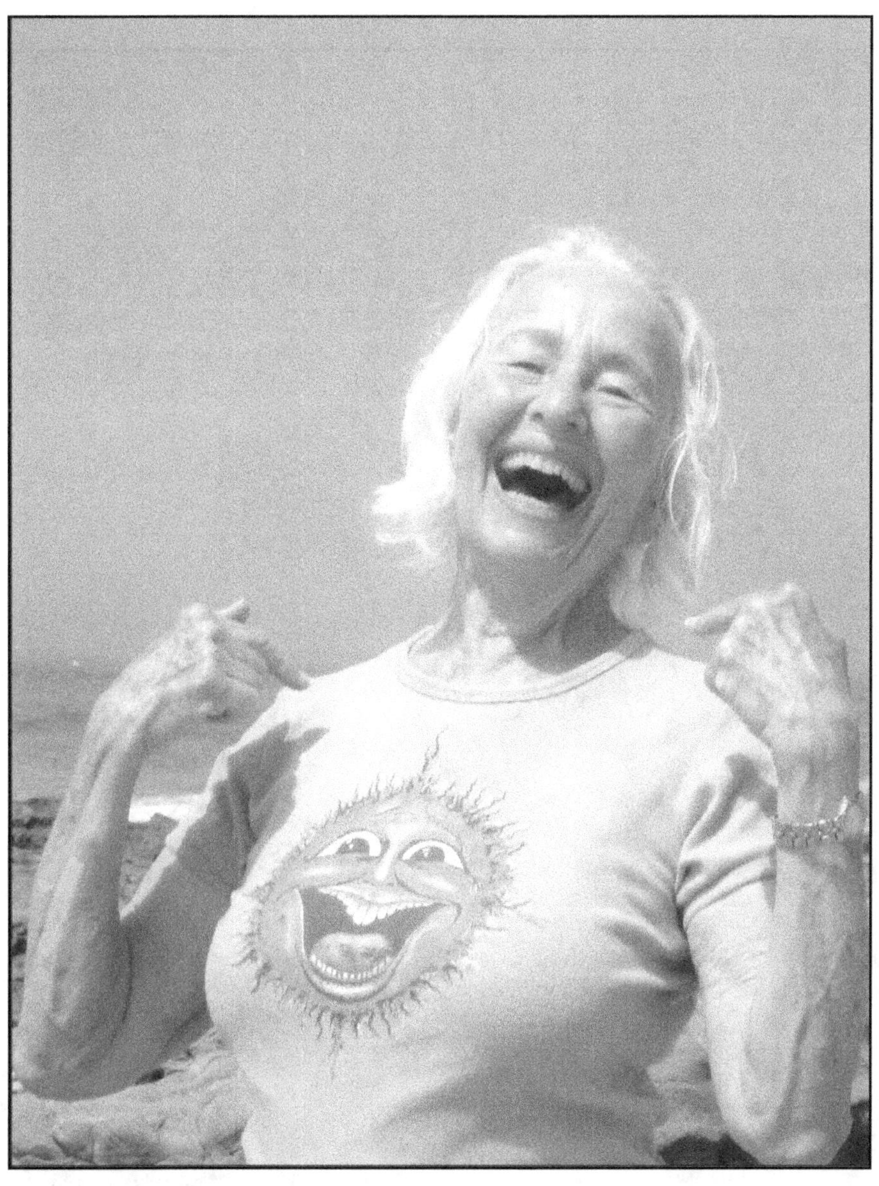

Ridere di te stesso

Puntate un dito verso l'area del vostro cuore (potete usare entrambe le mani) con un piccolo movimento. "Io prendo me stesso in modo serio a volte - Ah ah ah!", "Va bene ridere di me stesso, non ho bisogno di essere perfetto." Puoi indicare la testa, la pancia, altre parti del corpo. 1 - 3

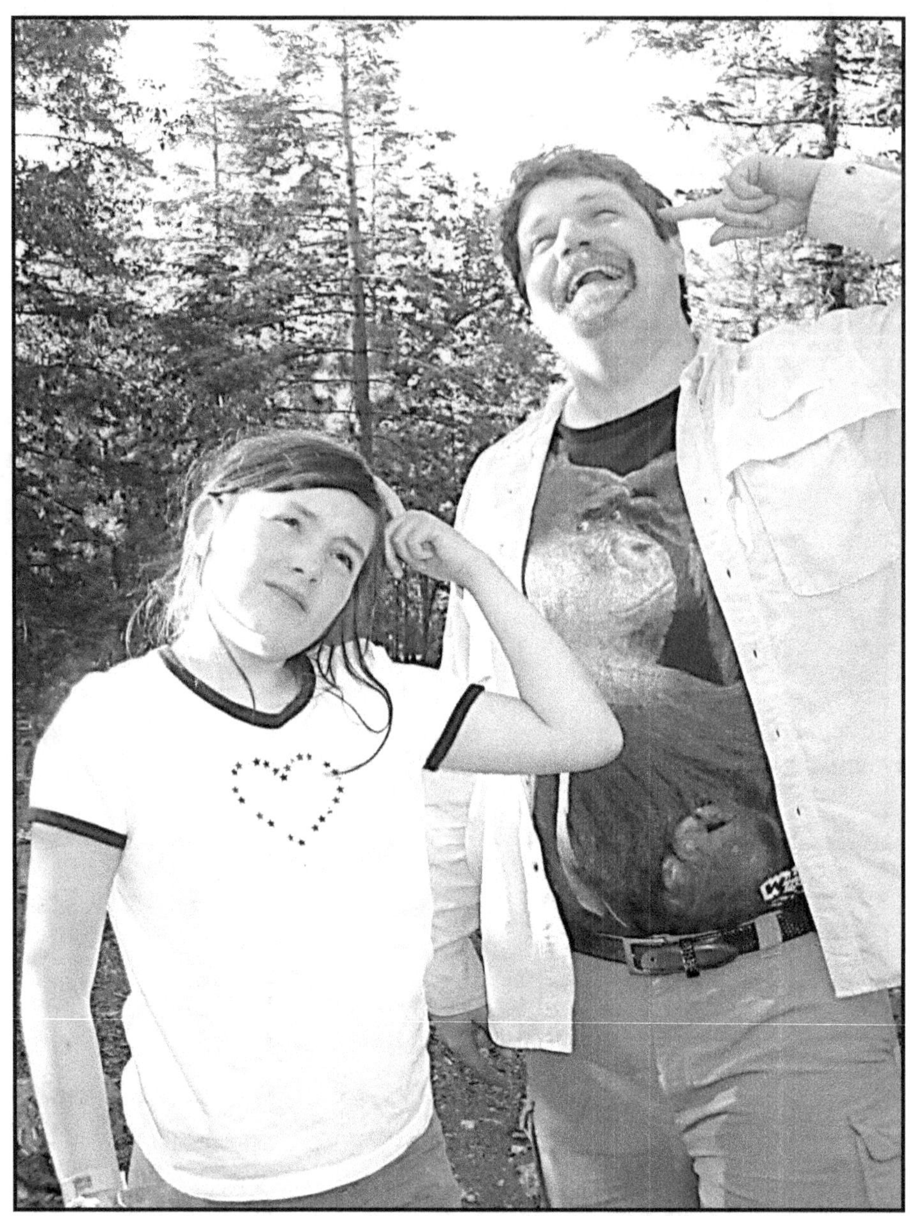

Il Centro della Risata

Puntate il dito alla testa; cercate, quindi trovate, e puntare verso altri '/ "Centro della Risata" del vostro cervello (potrebbe essere ovunque: tempio, corona, cresta occipitale sul retro). Ripetere, trovando il Centro della Risata in altri punti. 1 – 3

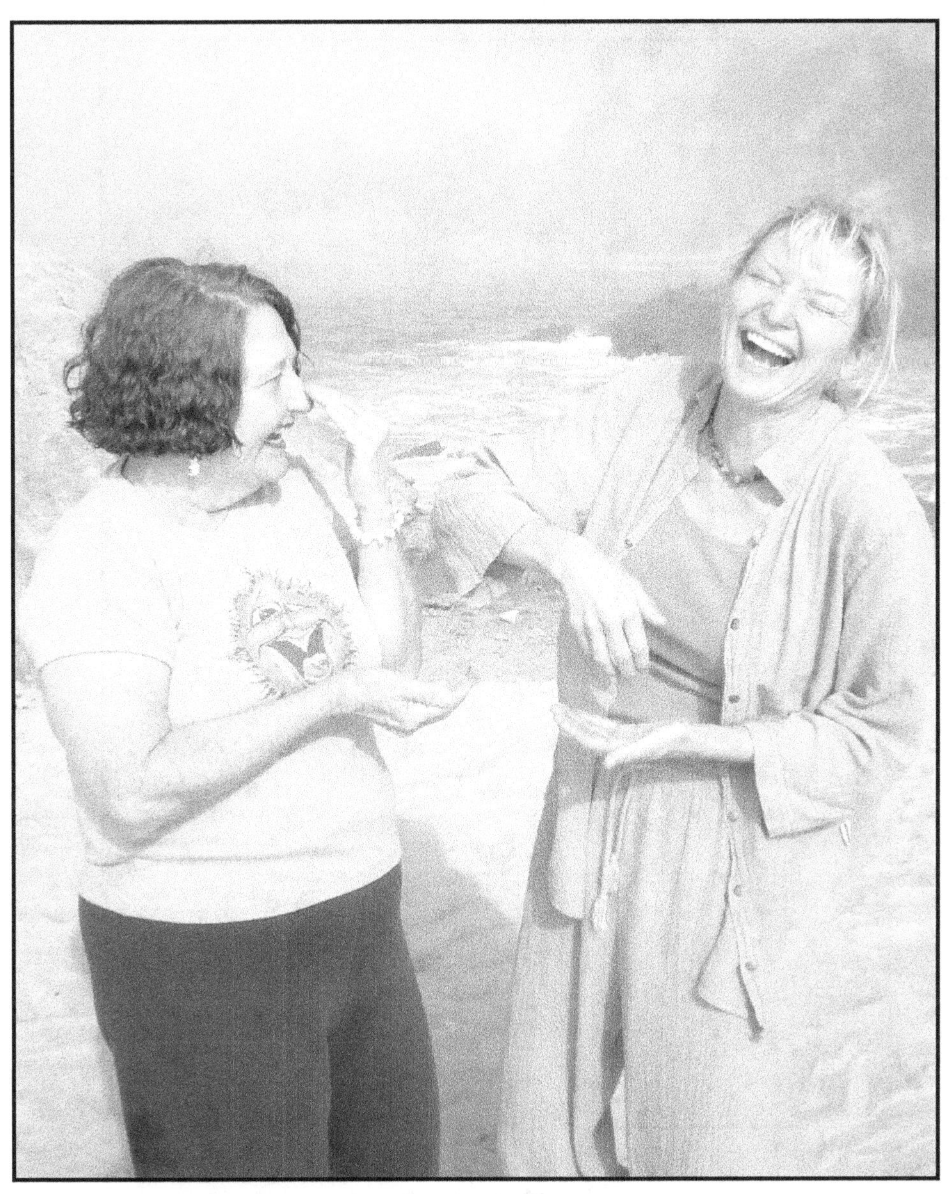

Risata della Crema

(Risata della Lozione)

Spremete da un tubetto di in mano (o prendetene da un vasetto), quindi applicate (a voi stessi e agli altri). Dove la si spalmate, fa muovere e ridere quella parte. 2 – 5

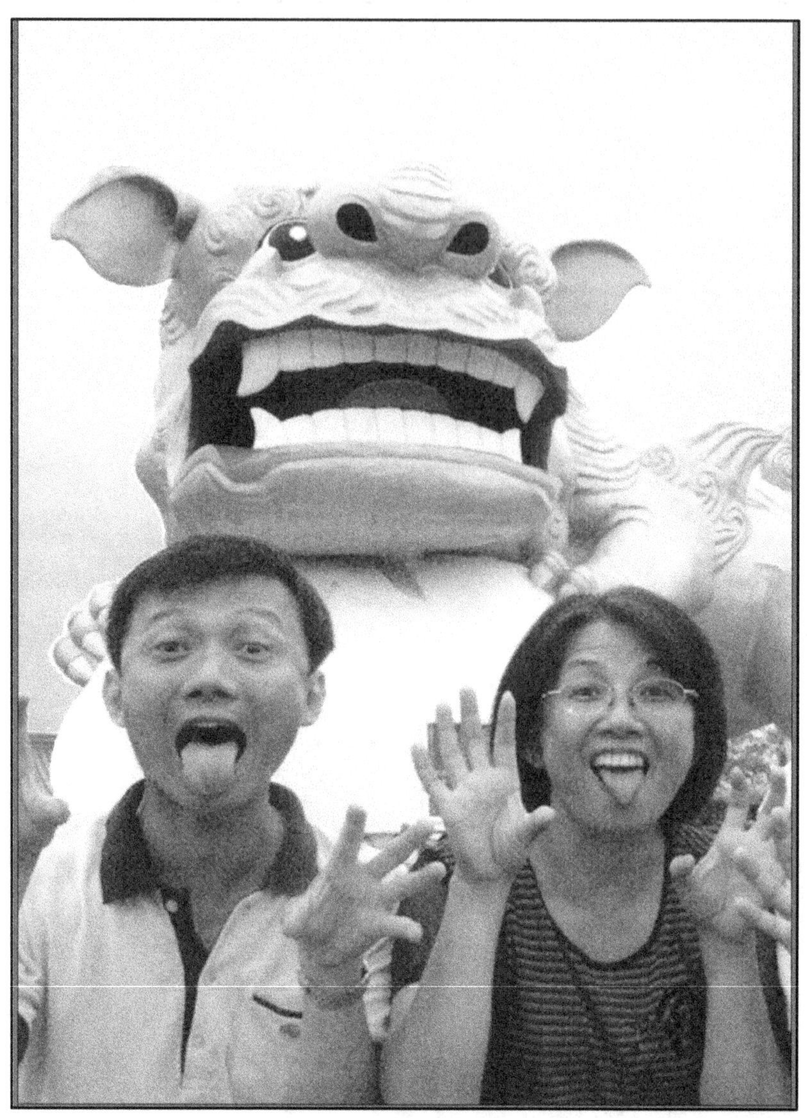

Leone

Tirate fuori la lingua verso il mento; fate un grande sorriso; sopracciglia alzate, gli occhi spalancati; le mani ai lati del viso a forma di zampe di leone (dita in su, i pollici ai lati); fate una risata come un ruggito profondo dalla pancia. Potete essere anche "spaventati" dagli altri leoni. Poi, balzate indietro! 2 – 6

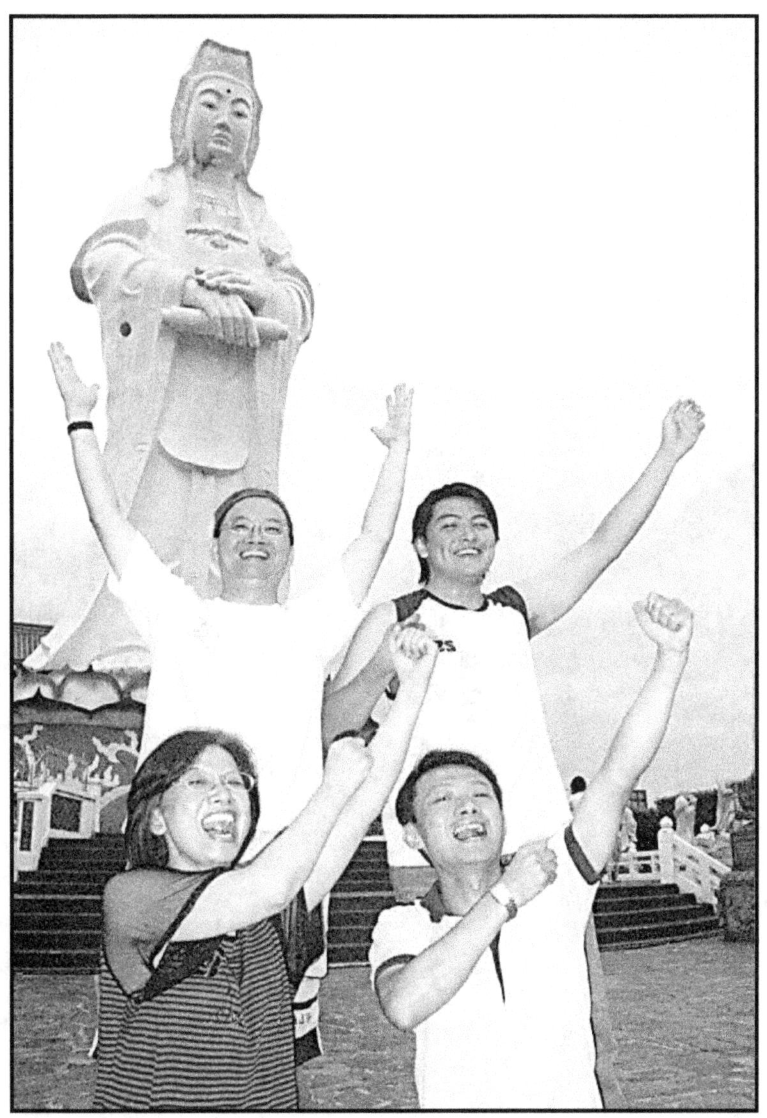

Un Metro

Come se misuraste una lunghezza di una stoffa, iniziare
con le braccia da un lato, le mani vicine tra loro. Spostare un
braccio lungo la parte anteriore del corpo, come se doveste
misurare: 1) Verso il gomito dell'altro braccio, dicendo "Ei" 2)
Verso l'articolazione della spalla dello stesso di un braccio, dicendo
(un po' più forte) "Ei" allora 3) Verso l'altra articolazione della
spalla e poi le braccia divaricate, la testa un po' indietro; celebrare
di essere riusciti a misurare un metro. Guardatevi intorno verso gli
altri - che hanno anche loro avuto successo! 3 – 8

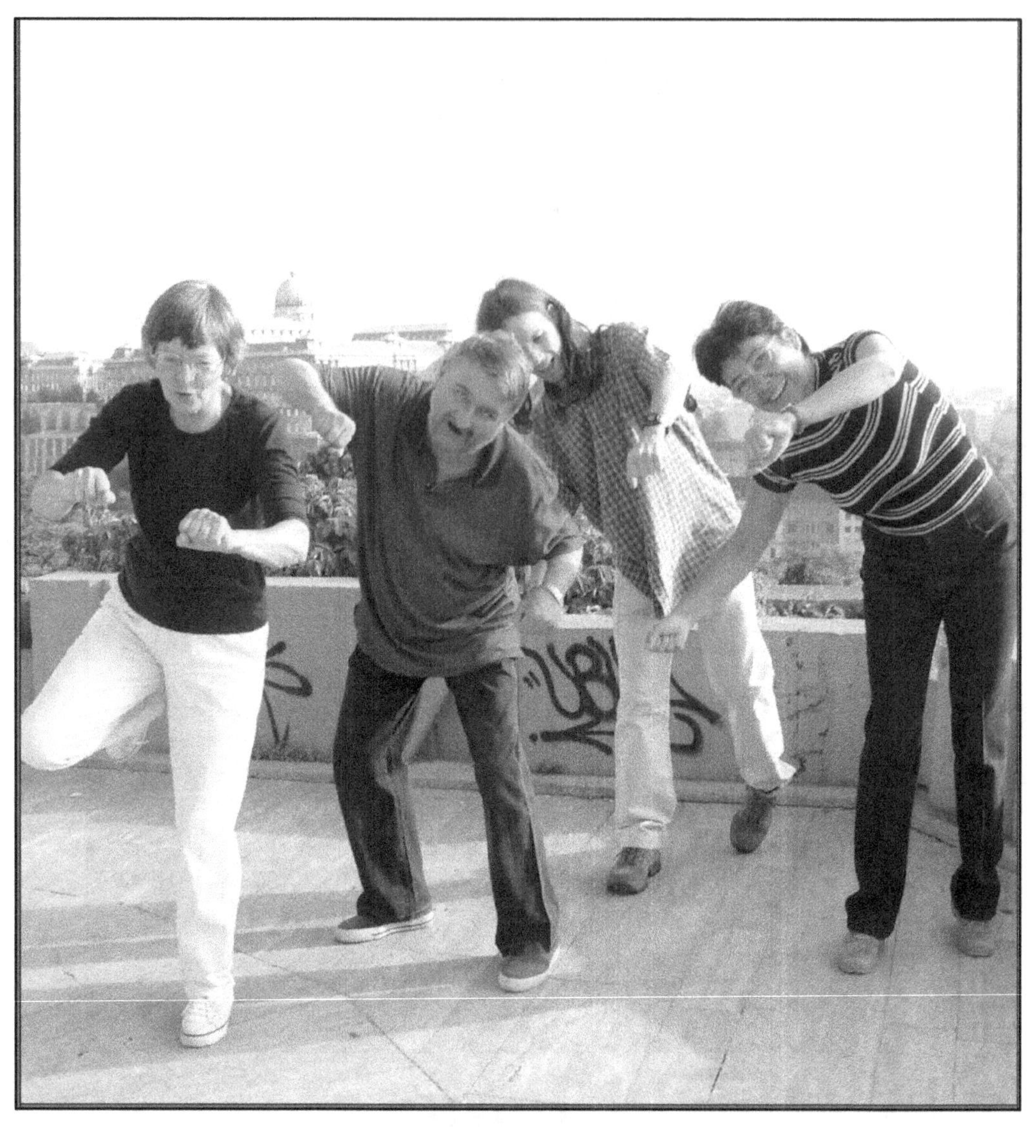

Moto (Motociclo)

Ci vogliono tre tentativi per avviare il motore (ruotando la maniglia e spingendo in basso con la gamba). Primo: "Ah-ah-ah-ah-ah". Secondo: "Ah-ah-ah-ah-ah-ah" Poi partite: "Ah-ah-ah-ah-ah…" guidate in giro sulla vostra moto alimentata a risata. (Simile: "Motoscafo", "Tosaerba") 6 – 10

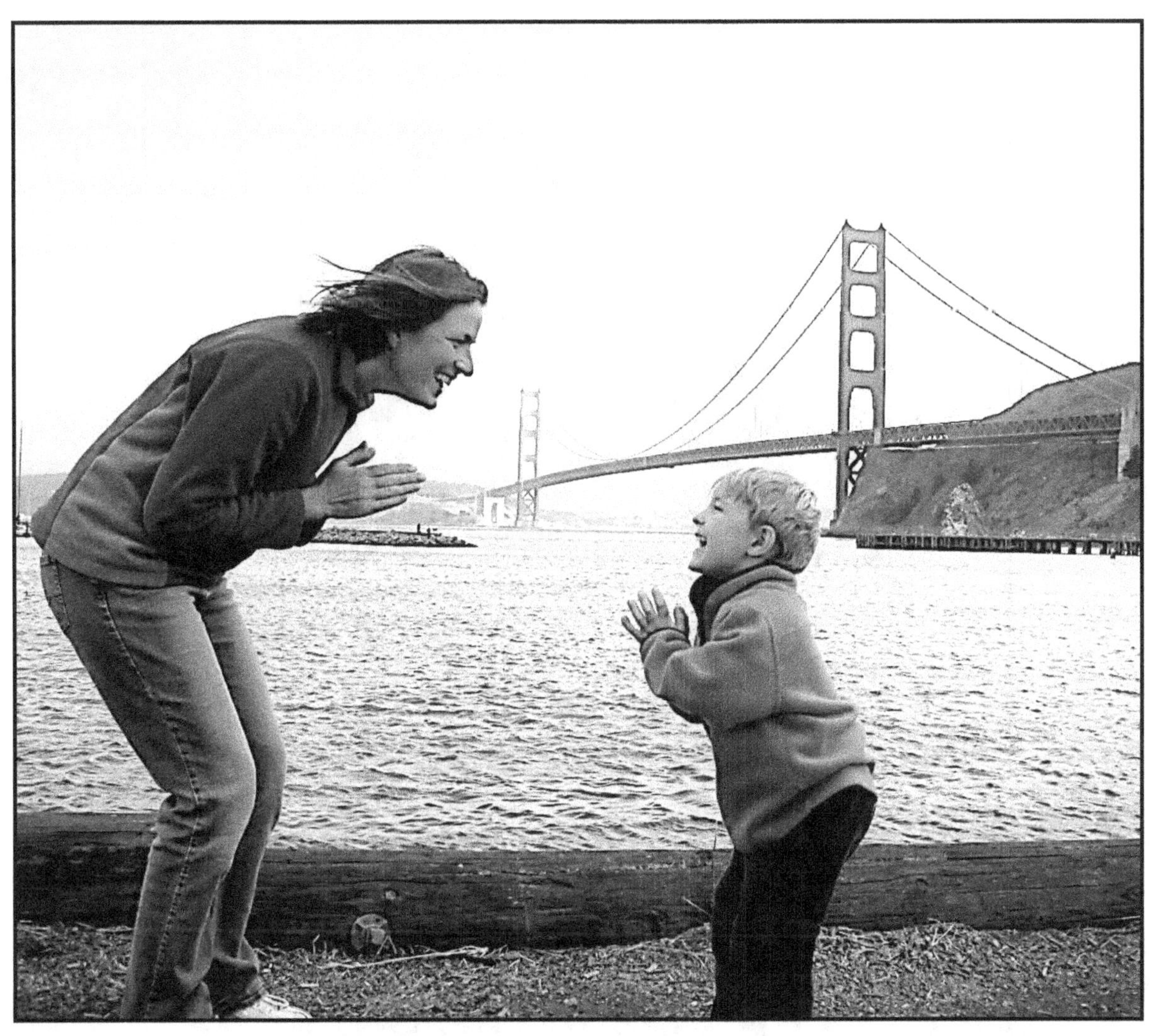

Namaste (Saluto Indiano)

Palmi delle mani giunti di fronte al vostro cuore.
Inchinatevi leggermente, mantenendo il contatto visivo.
Guardate e ridete con il loro Bambino Interiore, dietro gli
occhi fisici. 1 – 3

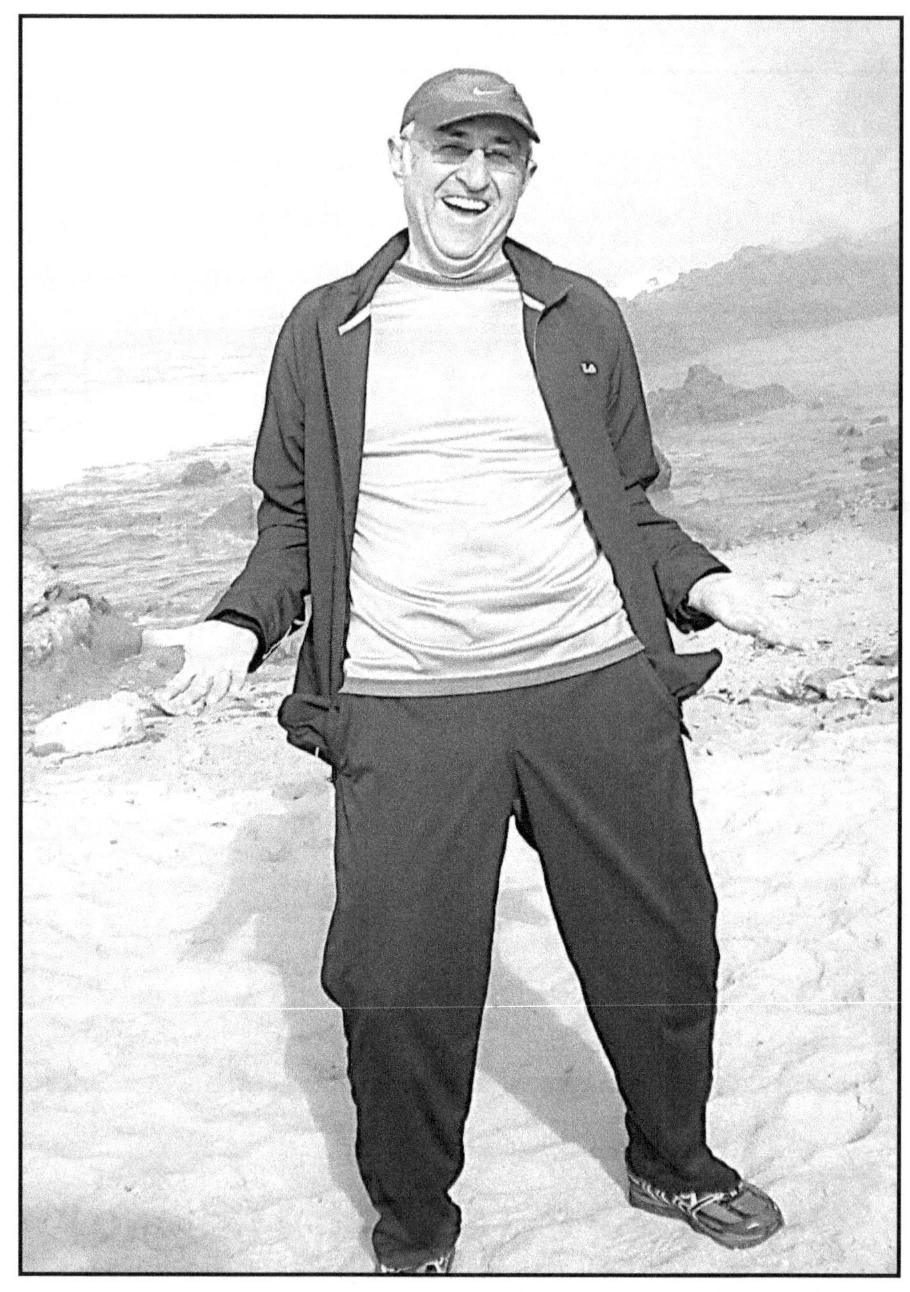

Niente Soldi (Tasche Vuote)

Mostrate le vostre tasche vuote, ridete con i palmi delle mani rivolti verso l'alto. Non ha molta importanza! (Continuate poi con "Jackpot" p. 32) 1 – 4

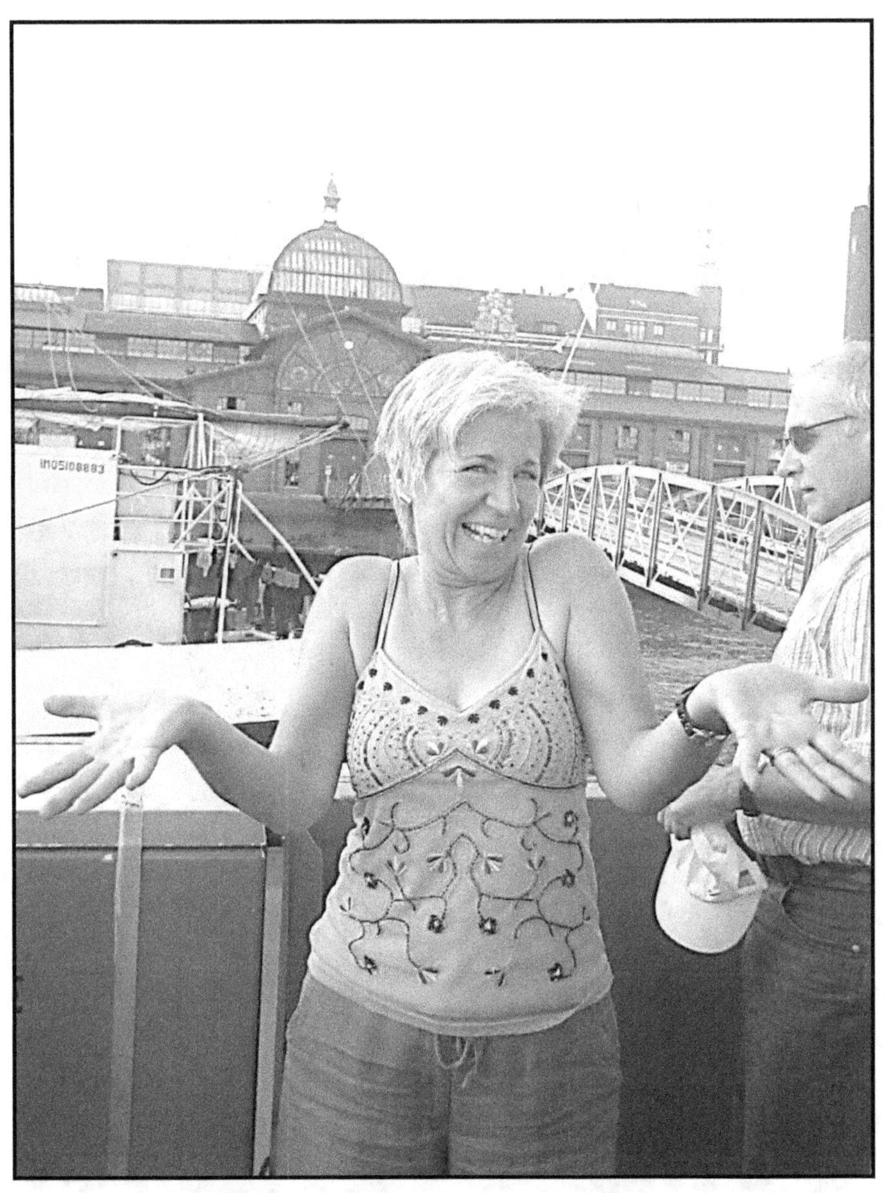

Ridere e Basta

(Ridere senza nessun motivo)

Un passante ha appena chiesto "Perché ridete tutti?"
Palmi in su, gomiti piegati, fate spallucce: "Stiamo solo ...
ridendo, senza nessun motivo!" 2 – 5

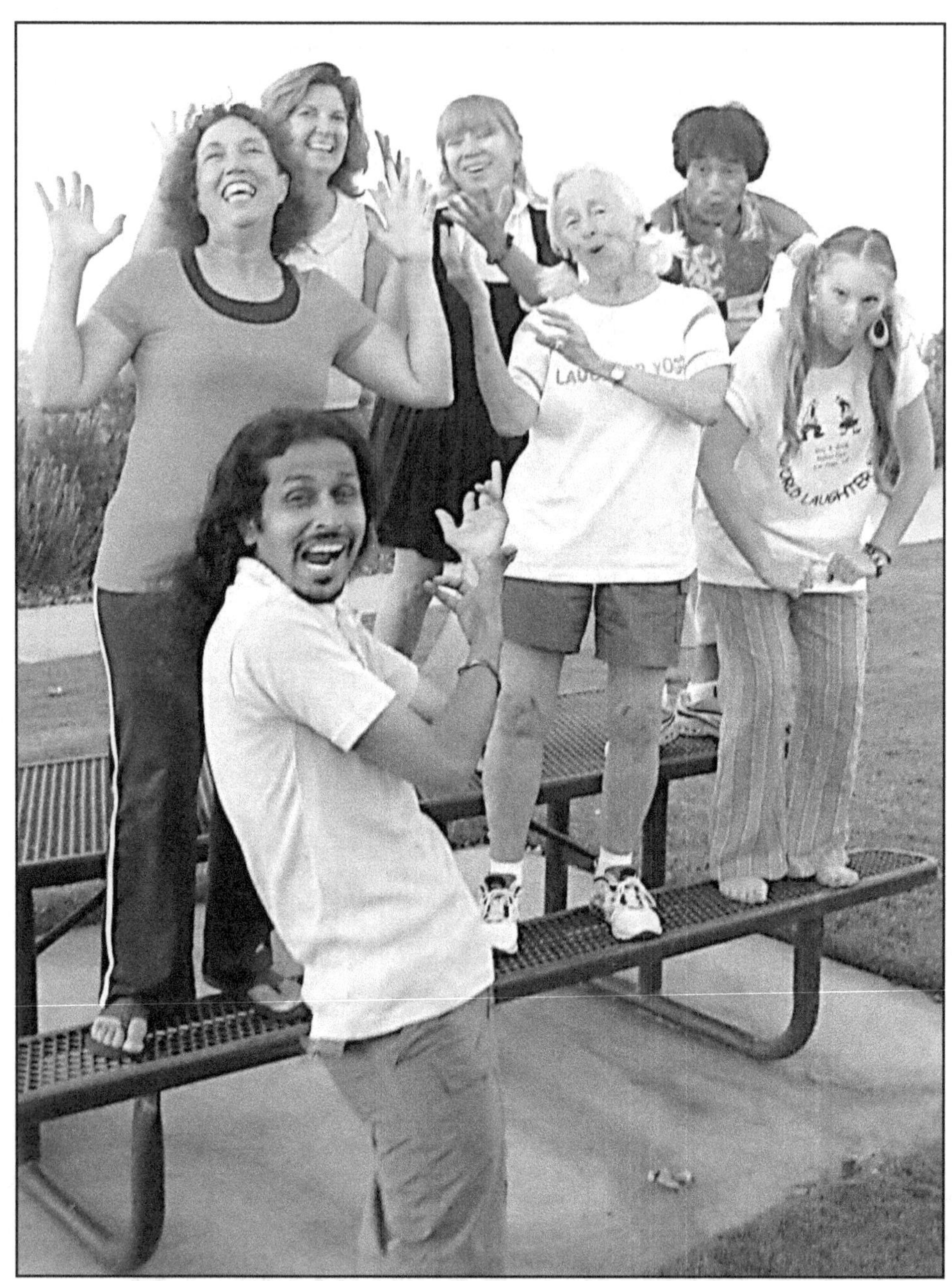

Risata dell'Orchestra

Riunite le persone in gruppi come sezioni di strumenti
(risate); il direttore dirige quali gruppi ridono, e quando.
5 – 9

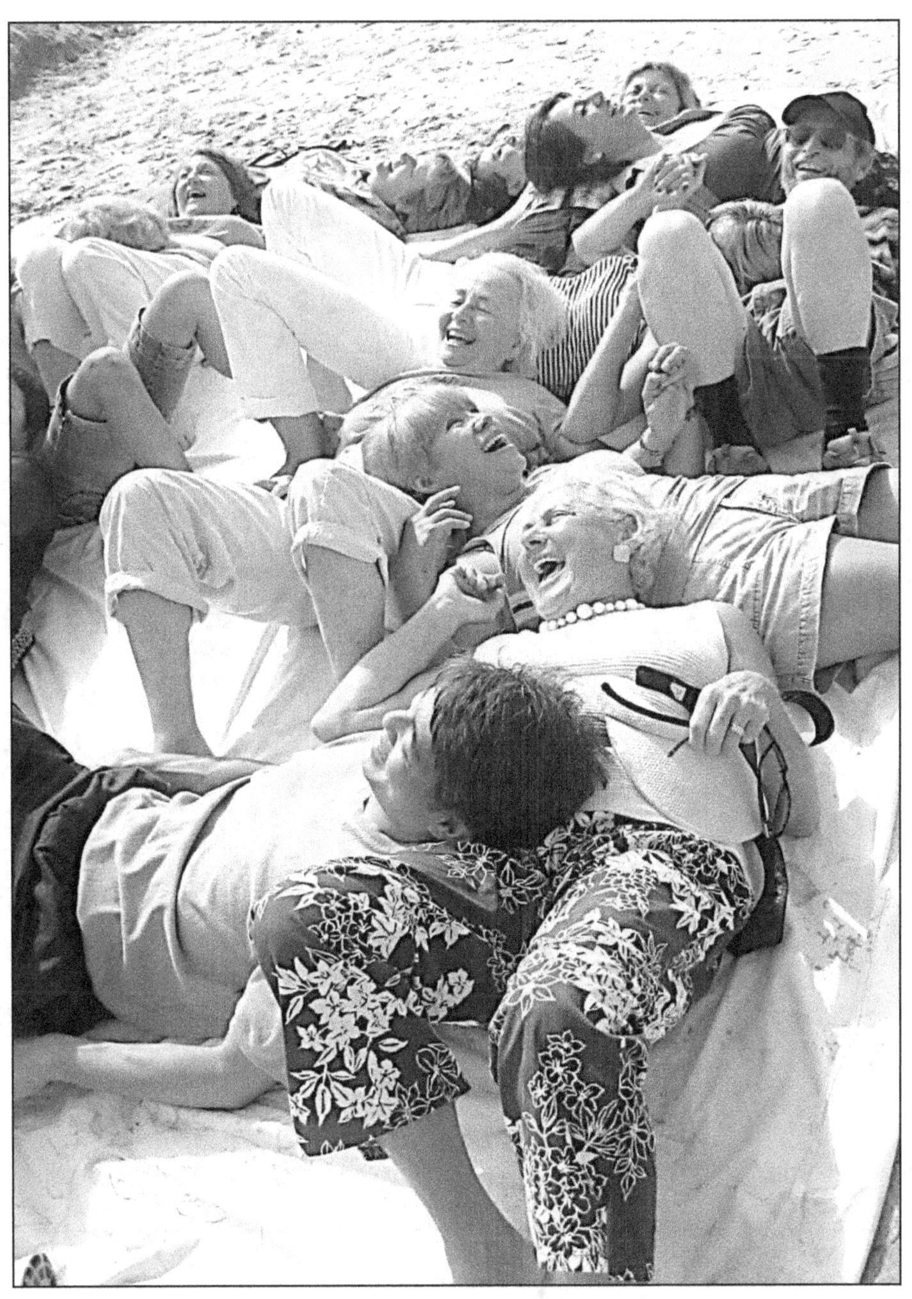

Pancia (Testa sulla Pancia)

Sdraiatevi a terra formando un angolo retto con la testa sulla pancia di un altro, e con la testa di qualcun altro sulla vostra pancia. 3 -7

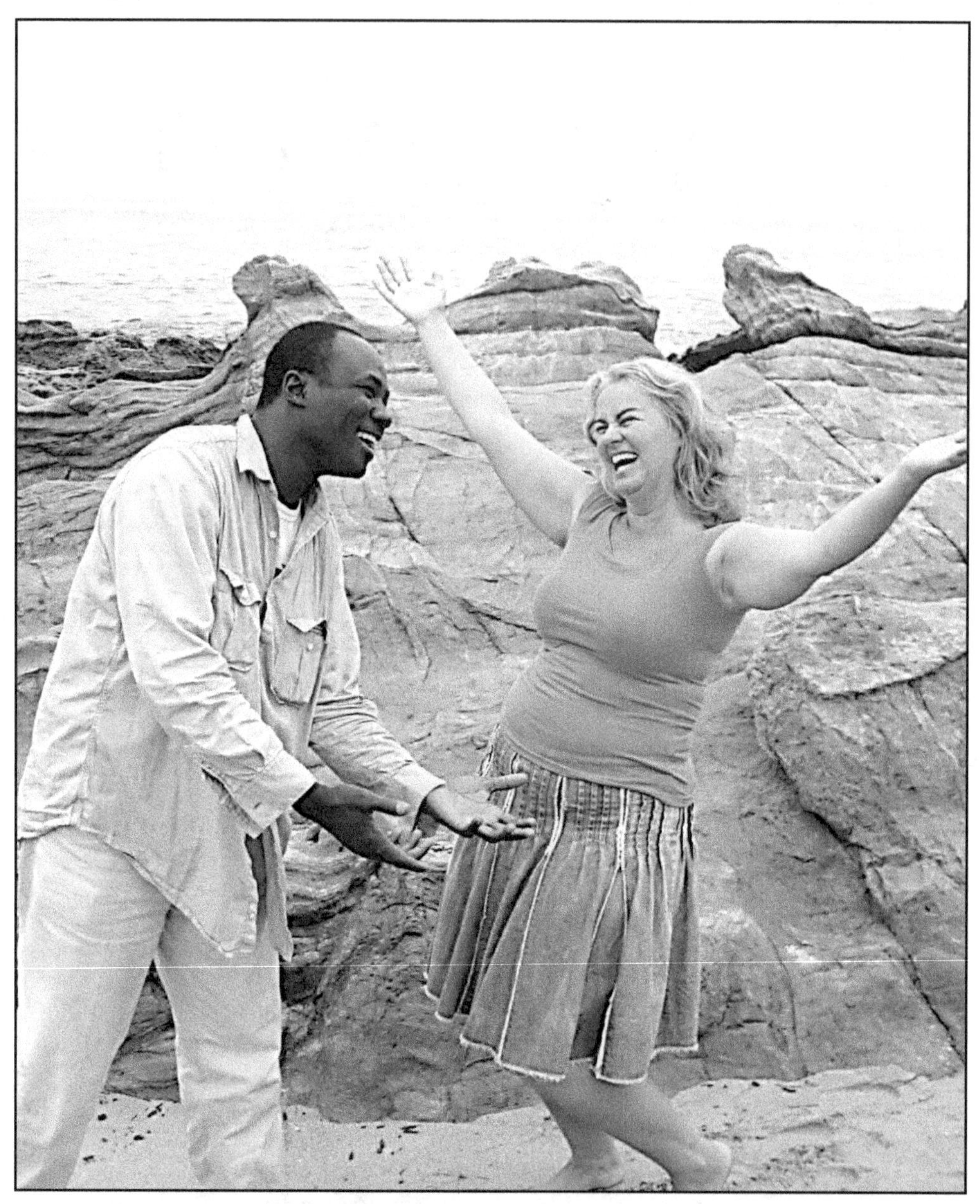

Perdono

Offrire perdono, le braccia distanti dal corpo e i palmi
aperti; scusarsi e chiedere perdono degli altri. Perdonate
voi stessi, perdonate tutti. (Alternare con "Discussione" p.
26) 2 – 5

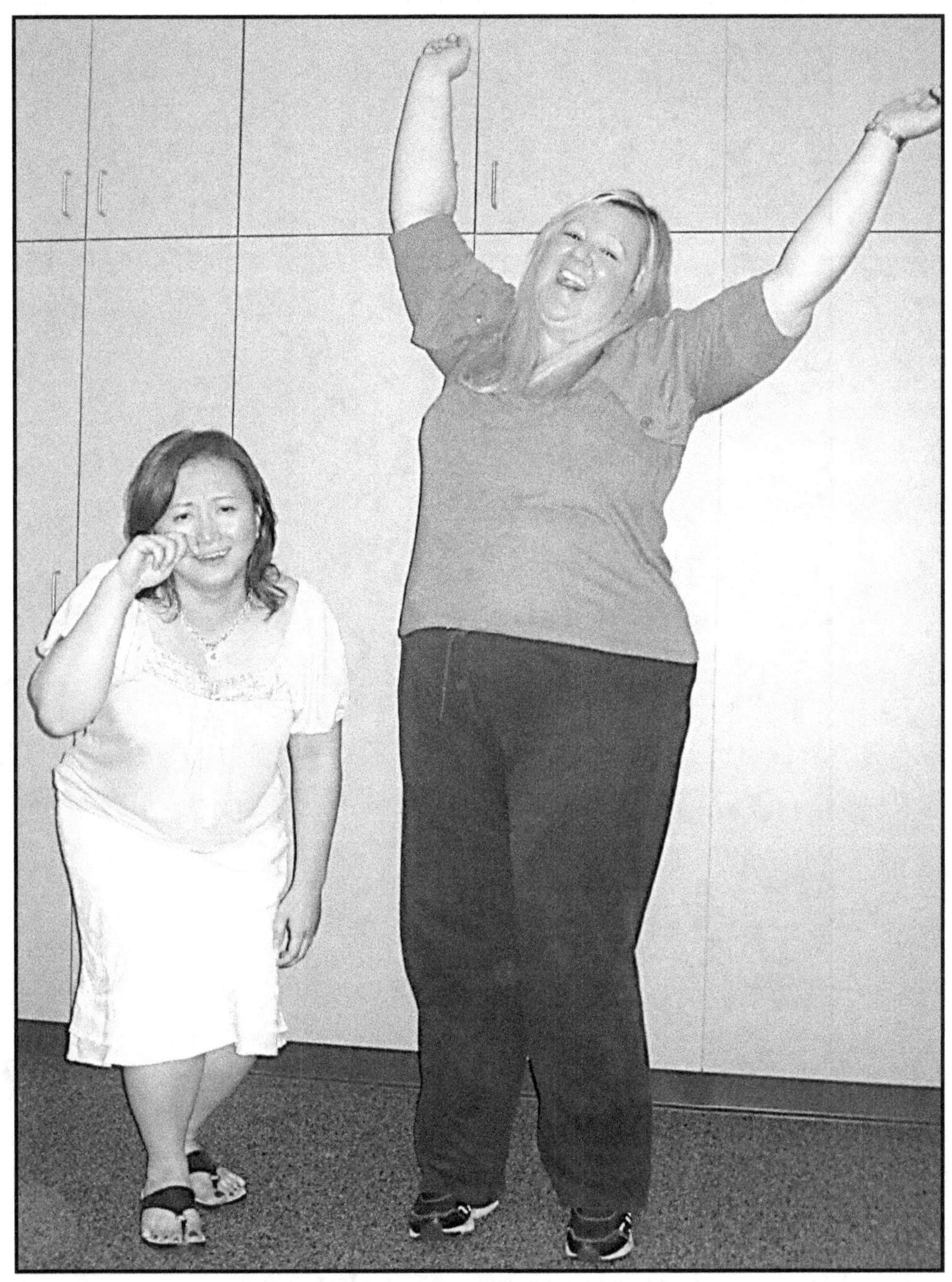

Piangere

Piangete mentre scivolate verso il basso per accovacciarvi;
poi felicemente ridete mentre tornate su. Ripetere più
volte. 4 – 6

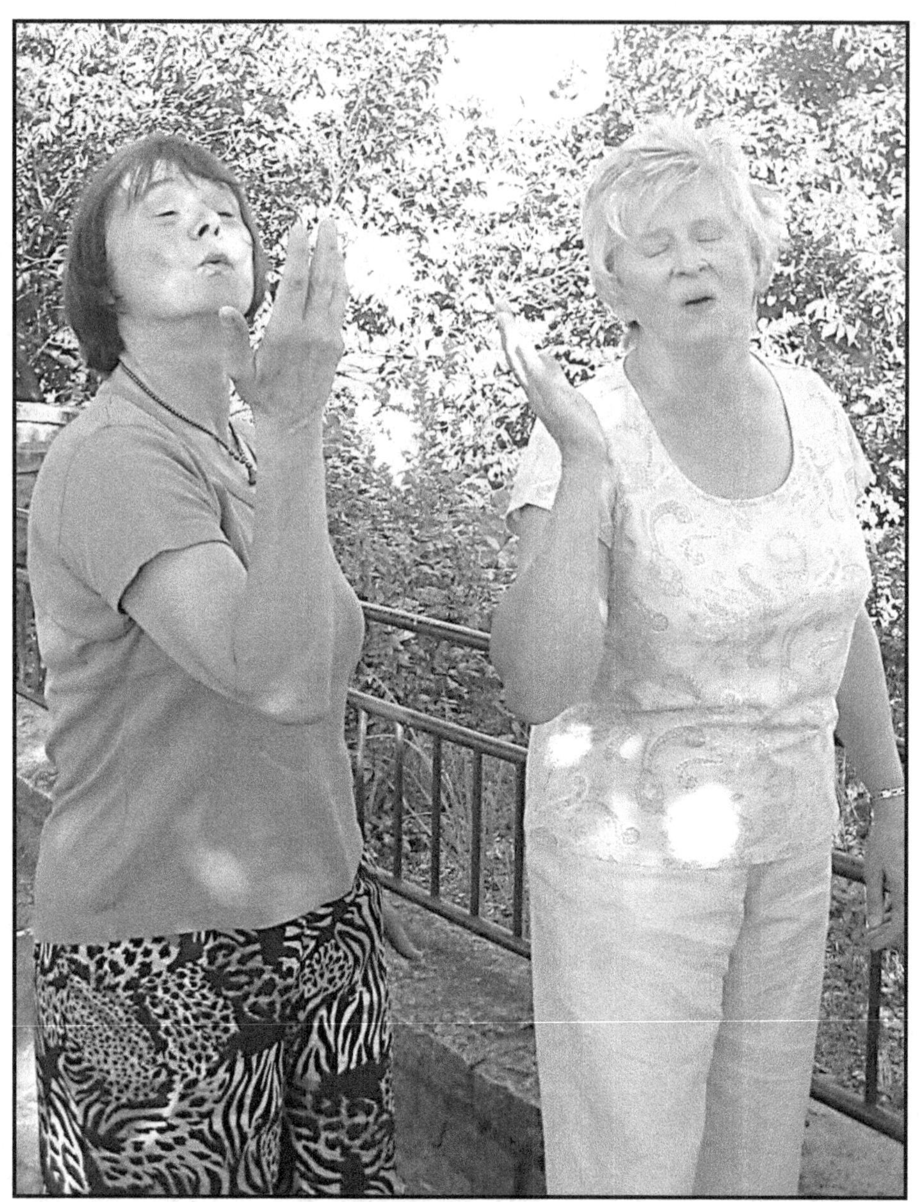

Reale

La Mano delicatamente aperta, salutate come la Regina d'Inghilterra (ruotando il braccio all'articolazione del gomito). Si possono mandare baci, sollevare delicatamente il dito mignolo. Godetevi l'elogio delle folle adoranti. 1 – 2

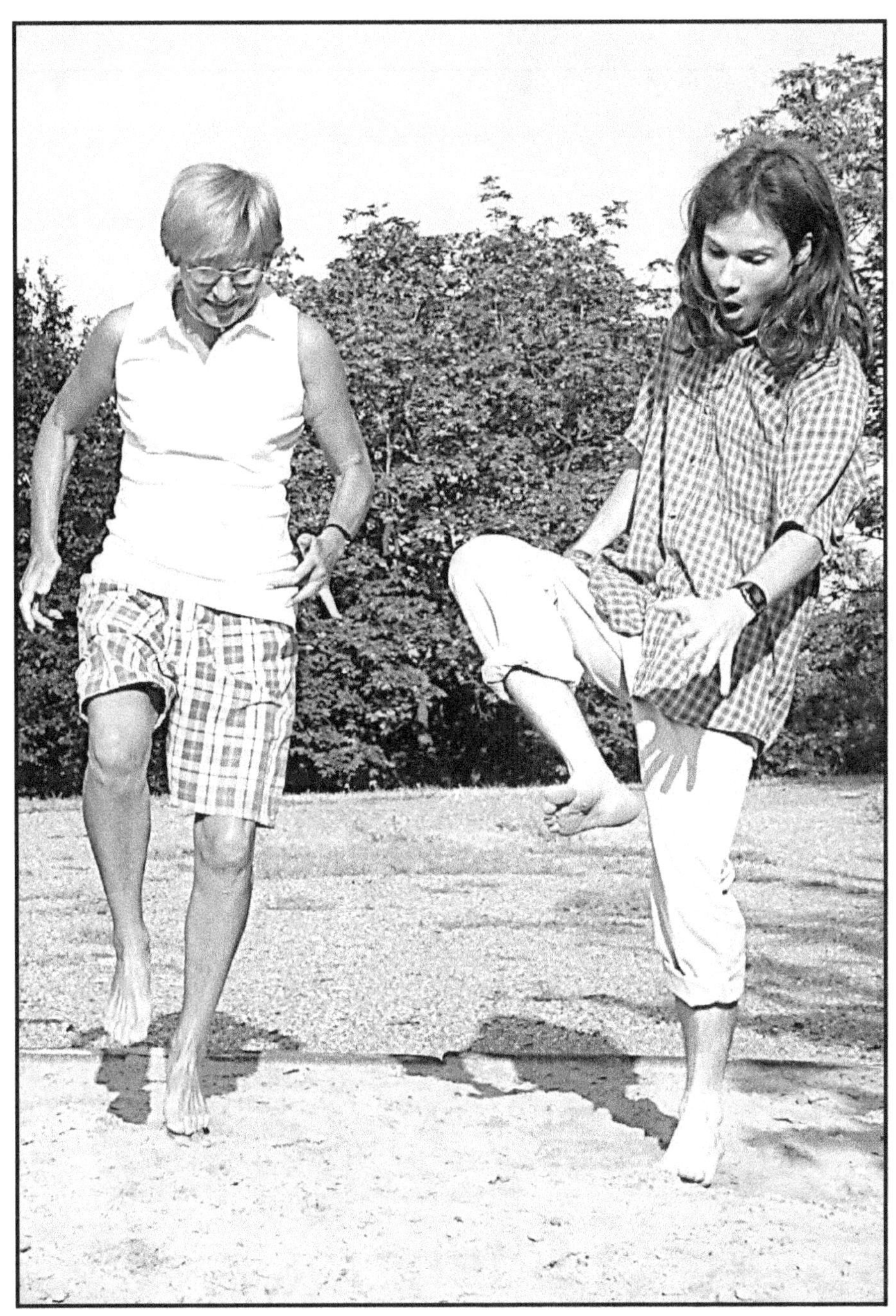

Sabbia Calda

Camminando sulla sabbia molto calda. "Yeow! - ah ah-ah-ah!" Muovetevi intorno, strofinate le mani verso i pi"ed"i, soffiate per raffreddare i piedi con il fiato, etc. 6 – 9

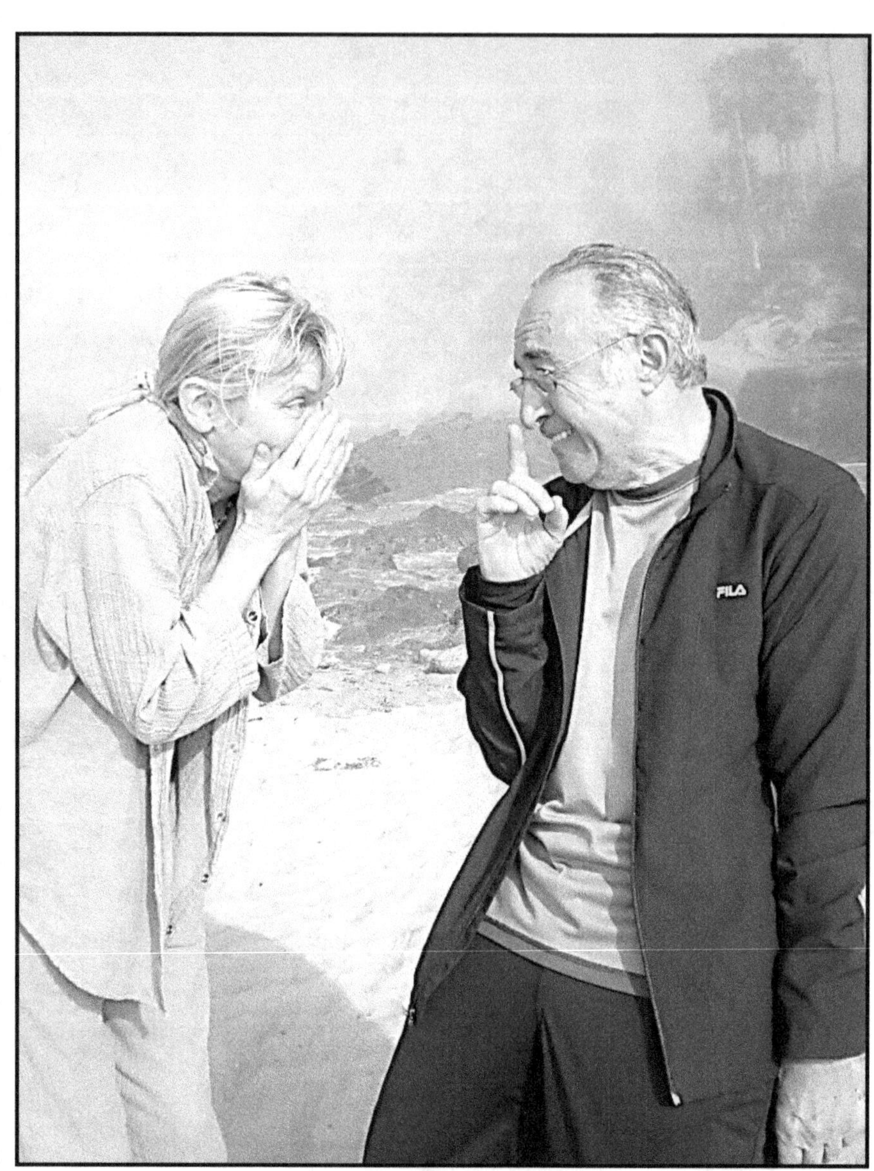

Silenzio

Come se qualcuno stesse dormendo nelle vicinanze,
ridere molto tranquillamente (in modo da non svegliarli).
Ci si può dire "zitto!" l'un l'altro. (Bene seguire con un
esercizio esteriormente espressivo come "Di Cuore" p. 25)

1 – 4

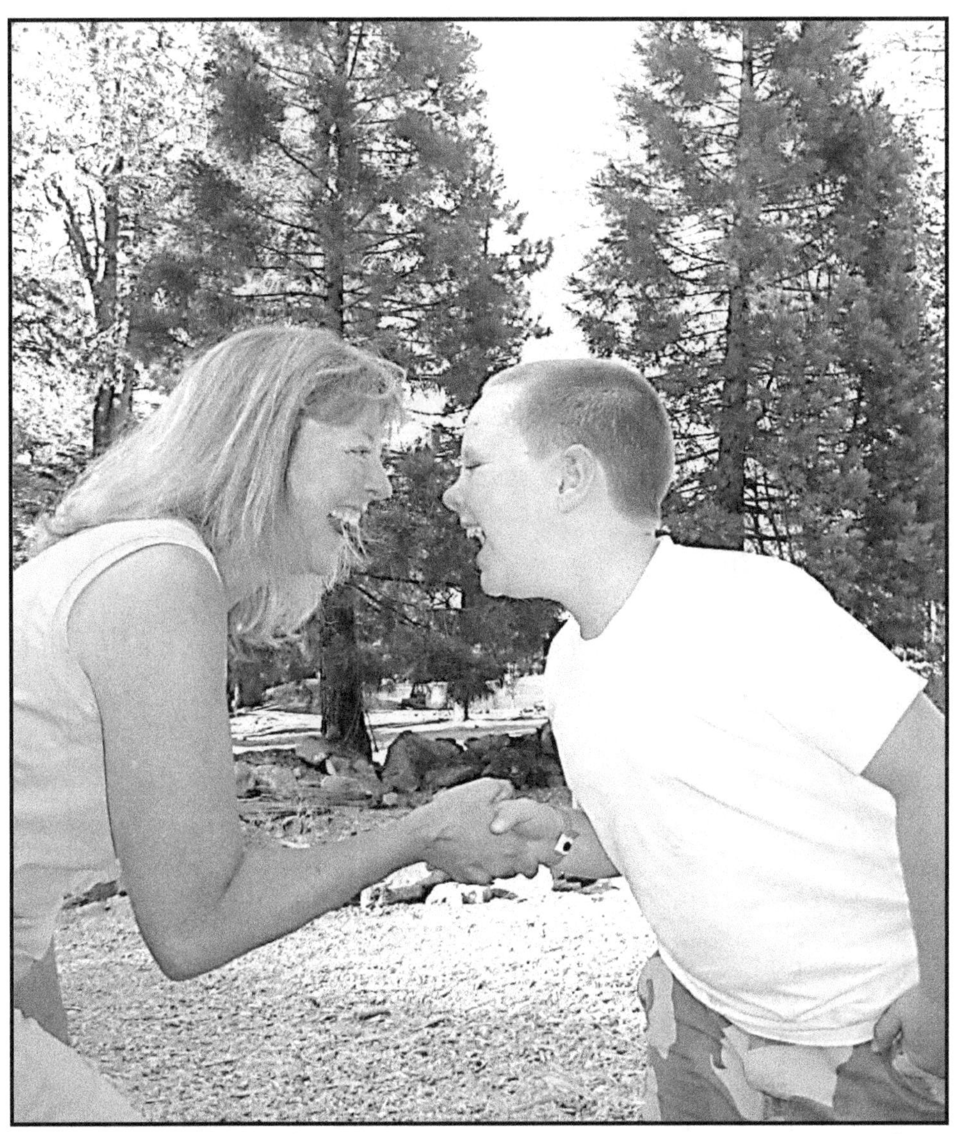

Stretta di Mano

(Saluto Occidentale)

Stringete la mano di un'altra persona e ridete,
cordialmente o vigorosamente. 3 - 6

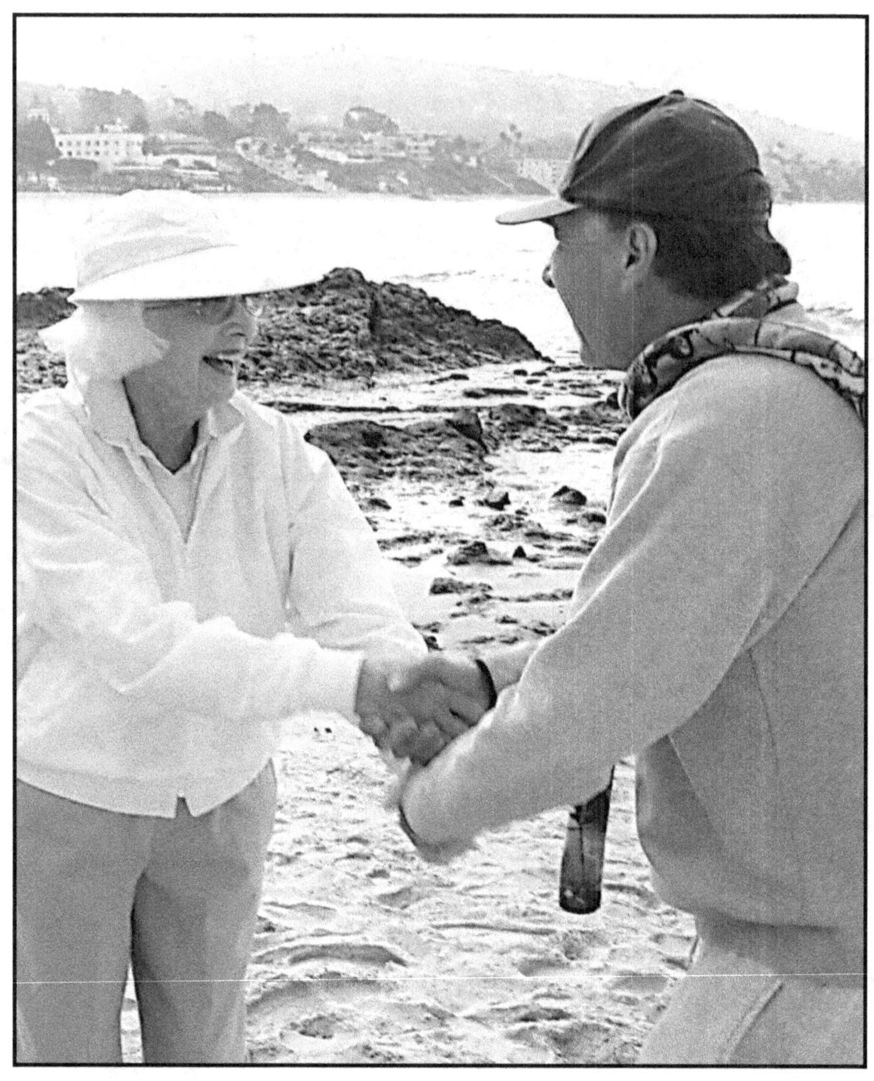

Doppia Stretta di Mano

Una persona incrocia le mani, stringe due mani alla volta
con l'altra. Muoversi e svolgere l'esercizio con molte
persone. Potete saltare su e giù; ondeggiare le braccia
dentro e fuori, da un lato all'altro, ecc. 3 – 7

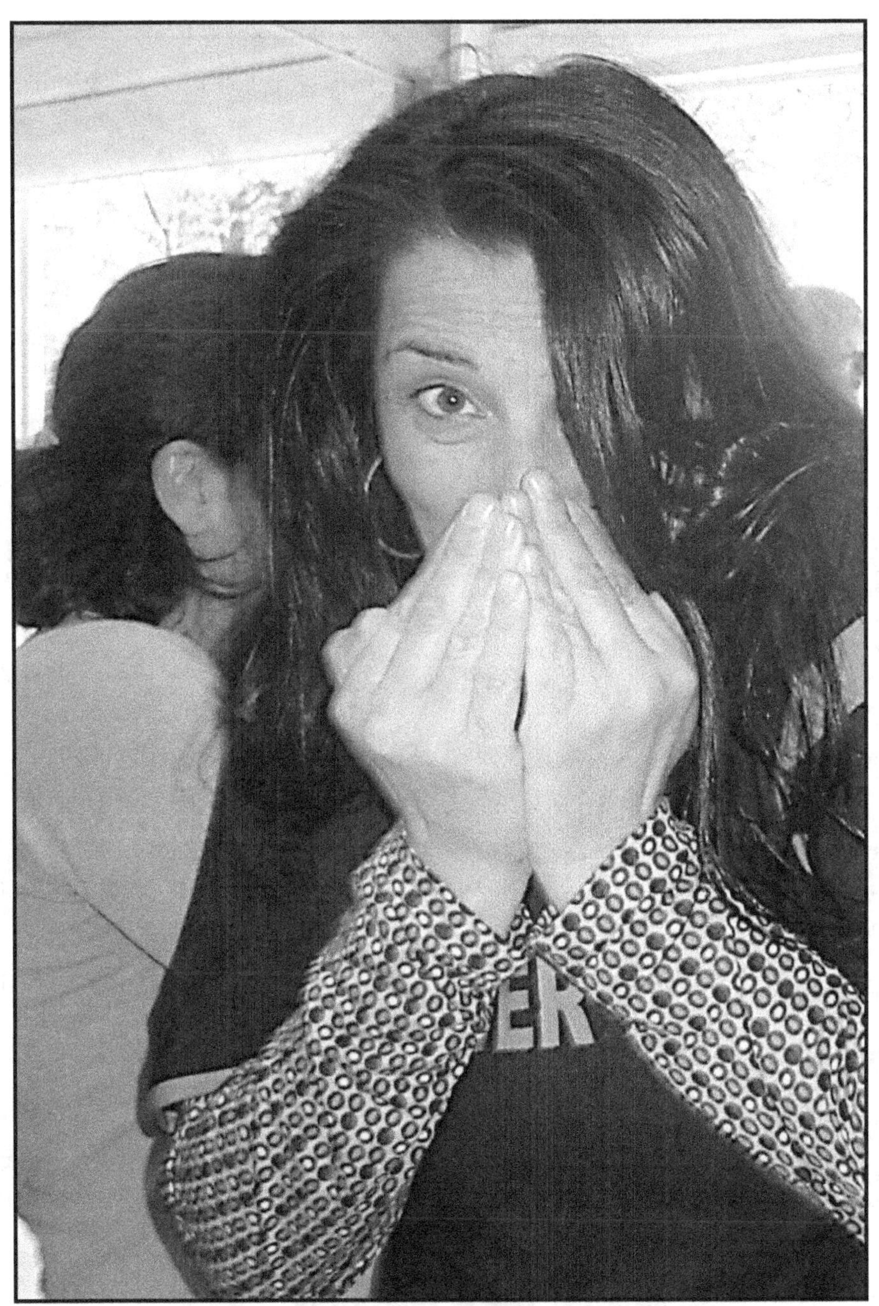

Risata Timida

Mani davanti al viso, ridacchiando; fate capolino a volte e ridete; quindi coprite di nuovo il viso. 1 – 3

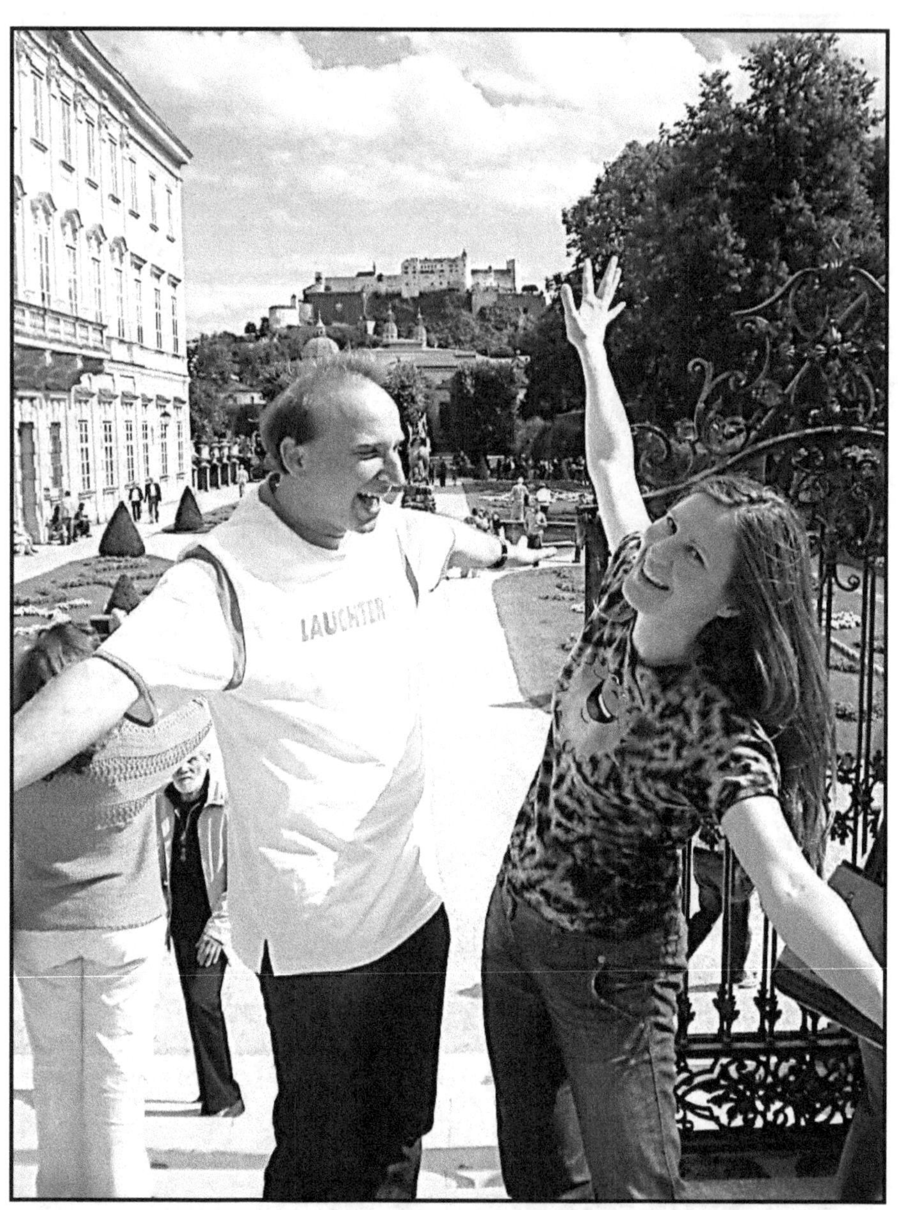

L'Uccello

Aprite le braccia come fossero le ali di un uccello; sbattete le "ali", decollate, vagate e volate - in tutte le direzioni.
5 - 8

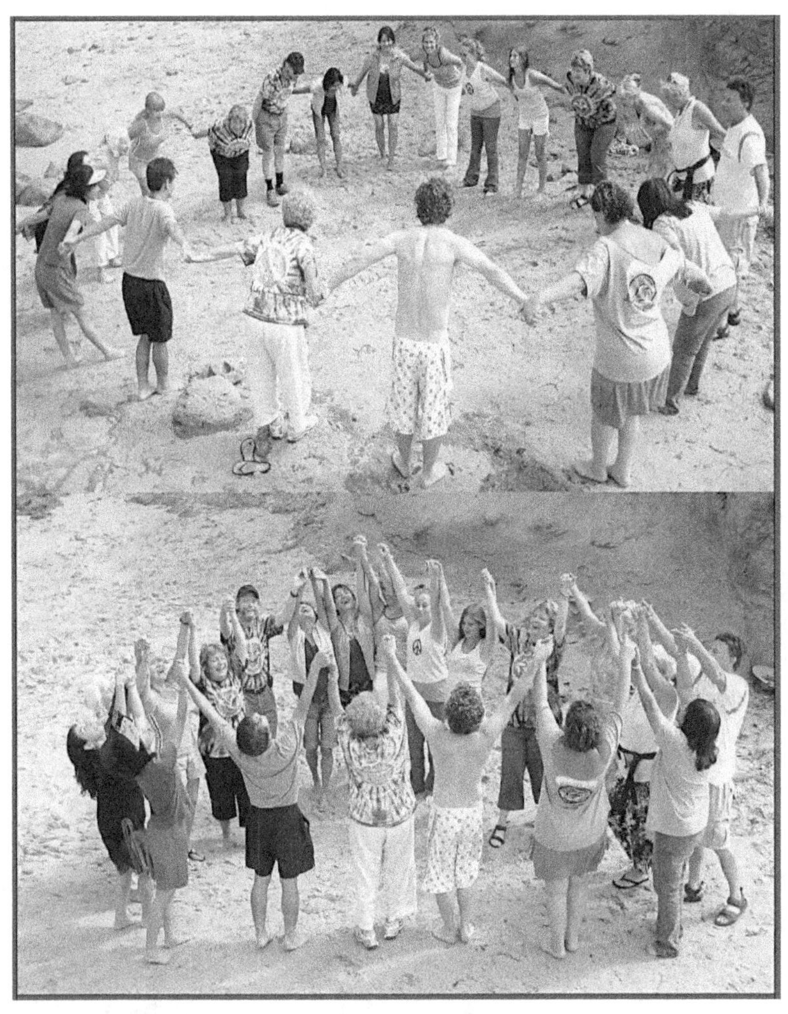

Vocali

(Tocca il Cielo, Movimento Vocale)

Formate un ampio cerchio tenendovi per mano. Fate un passo avanti, sollevate le mani, dicendo il suono di ogni vocale e scoppiando in una risata. Dopo ogni lettera-risata, fate un passo indietro e tornate alla posizione di partenza. "A"; poi "E" "I" "O" "U" e "Y". Può essere eseguita anche senza che ci si tenga per mano: iniziare con le braccia lungo i fianchi; sollevare le braccia sopra la testa quando venite in avanti. È possibile utilizzare i vocalici di diverse lingue. 7 – 10

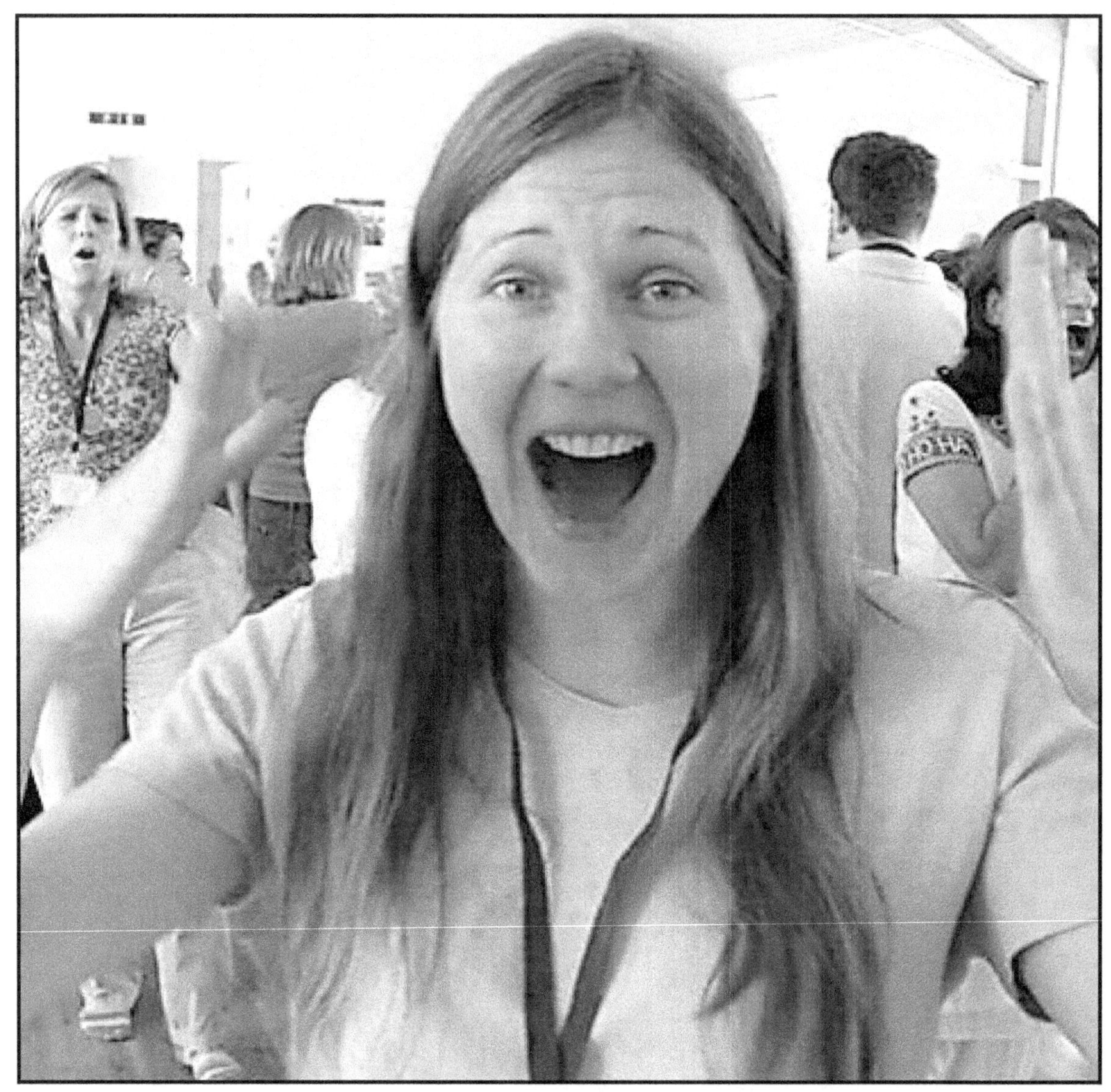

Zuppa Piccante

Tirate fuori la lingua, agitate le mani su e giù all'altezza
dei polsi co
me se aveste appena mangiato una zuppa molto piccante;
le mani si agitano per raffreddare la lingua. Potete aiutare
gli altri a raffreddare le loro lingue. 3 – 6

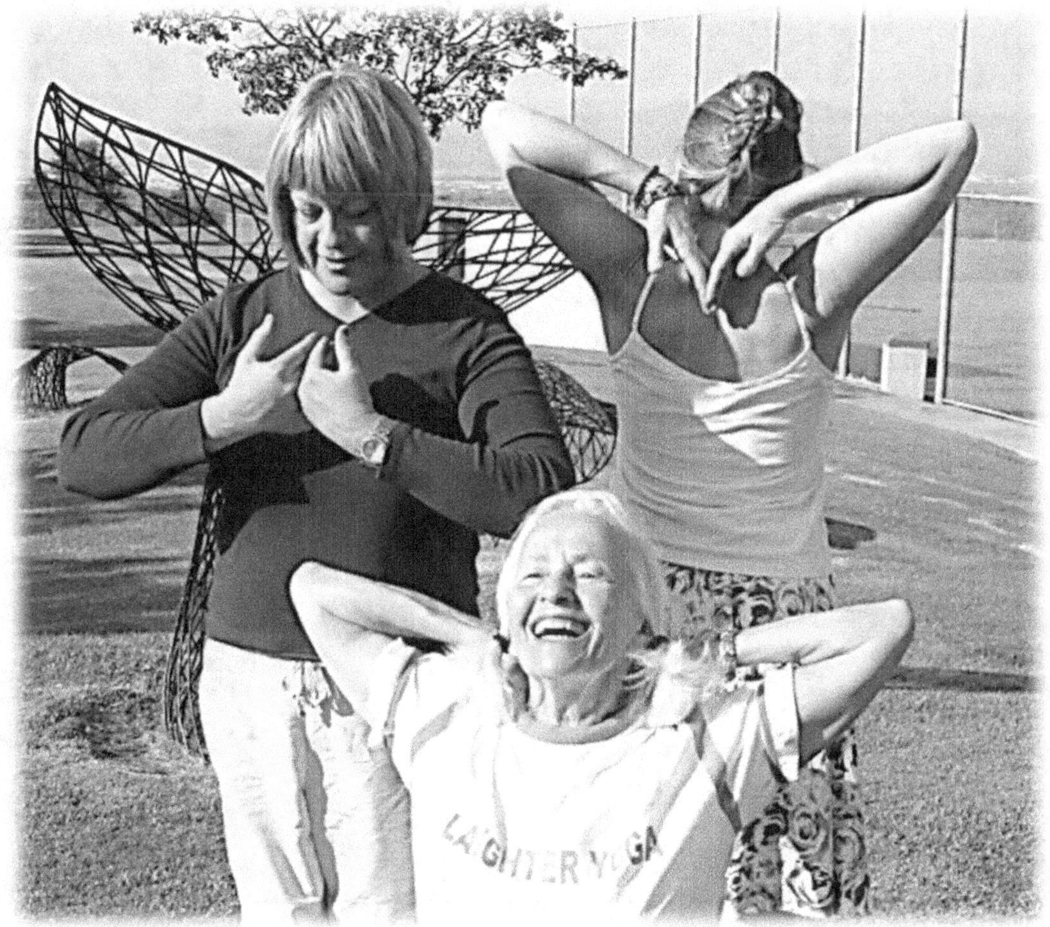

Ali di Farfalla

(Preghiera Inversa, "Montalbanasana")

Ponete il dorso delle dita insieme, quindi portare braccia in alto e dietro la testa (le mani arrivano al livello delle scapole). Inalare completamente, allungando i gomiti ben distanziati. Tenete le braccia dove sono mentre espirate completamente.

Come Esercizio di Risata : Sulla espirazione, passeggiate (braccia in alto e dietro la testa); ridete, annuite e sorridete durante la connessione con gli altri. 2 – 5

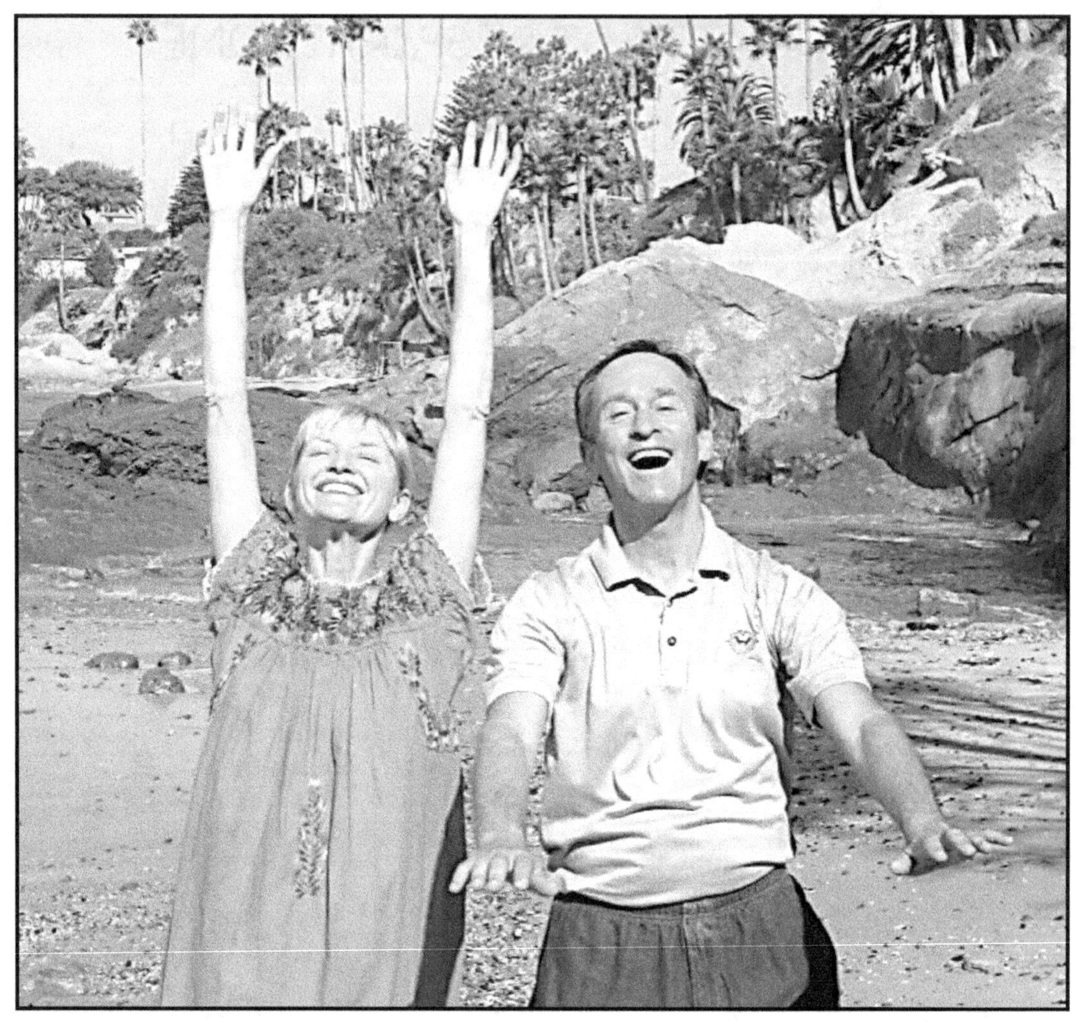

Braccia In Avanti

Inspirare mentre sollevate le braccia sopra la testa (palmi in avanti). Espirare completamente abbassando le braccia.

Per fare un Esercizio di Risata : sull'espirazione, ridere mentre si abbassano le braccia. Si può camminare intorno, continuare a ridere come alzate di nuovo le braccia e poi alzare/abbassare a volontà. 1 – 4

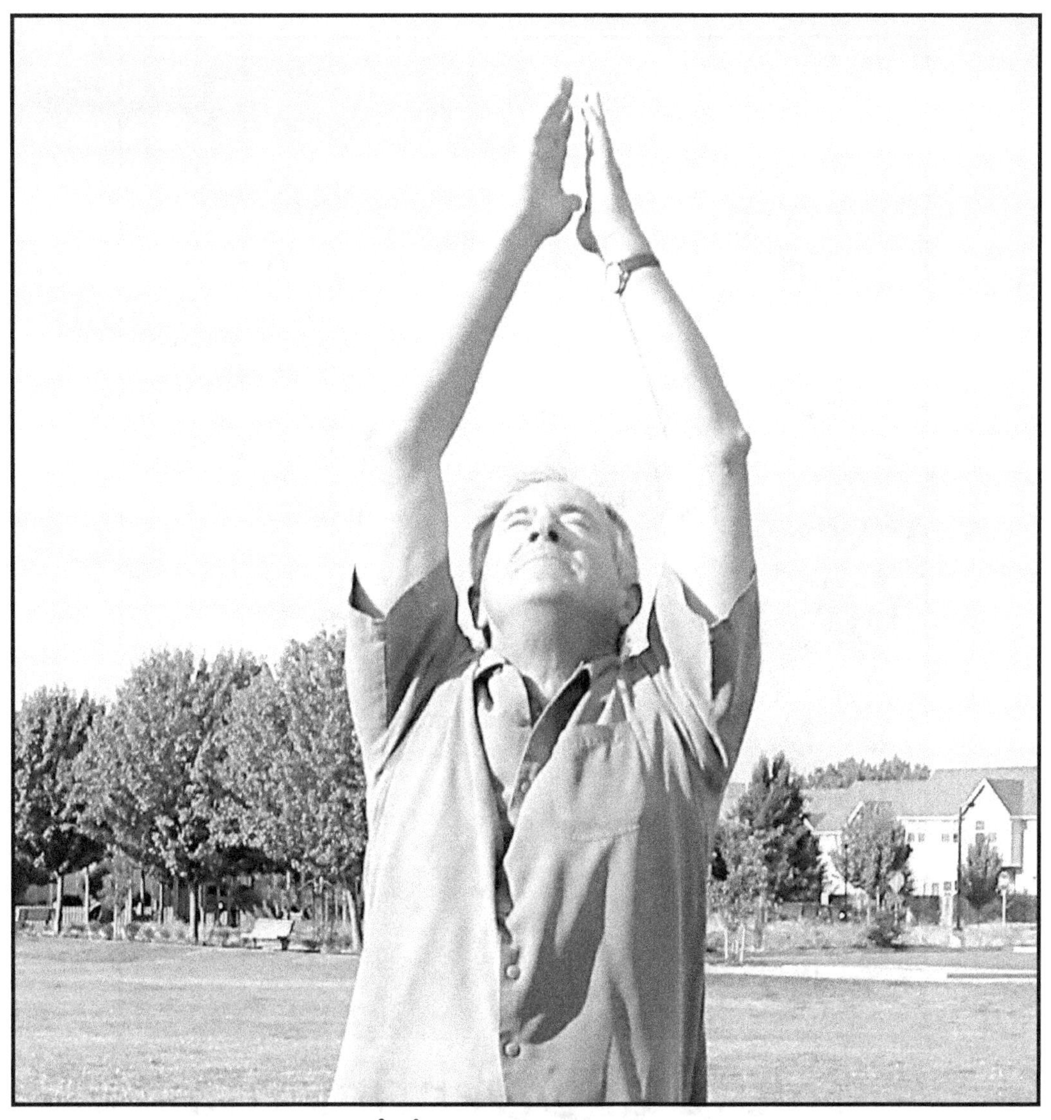

Hastasana

("Ah-Ah-ha-hastasana", Palmi Insieme Sopra la Testa)

Per iniziare, riunire i palmi sopra la testa con le braccia dritte. Inspirare completamente ed espirare completamente (tenendo le braccia in alto).

Come un Esercizio di Risata : Espirando, passeggiare (le braccia rimangono sopra la testa con i palmi insieme) mentre annuite, sorridete e ridete, facendo un contatto visivo con gli altri. 1 – 4

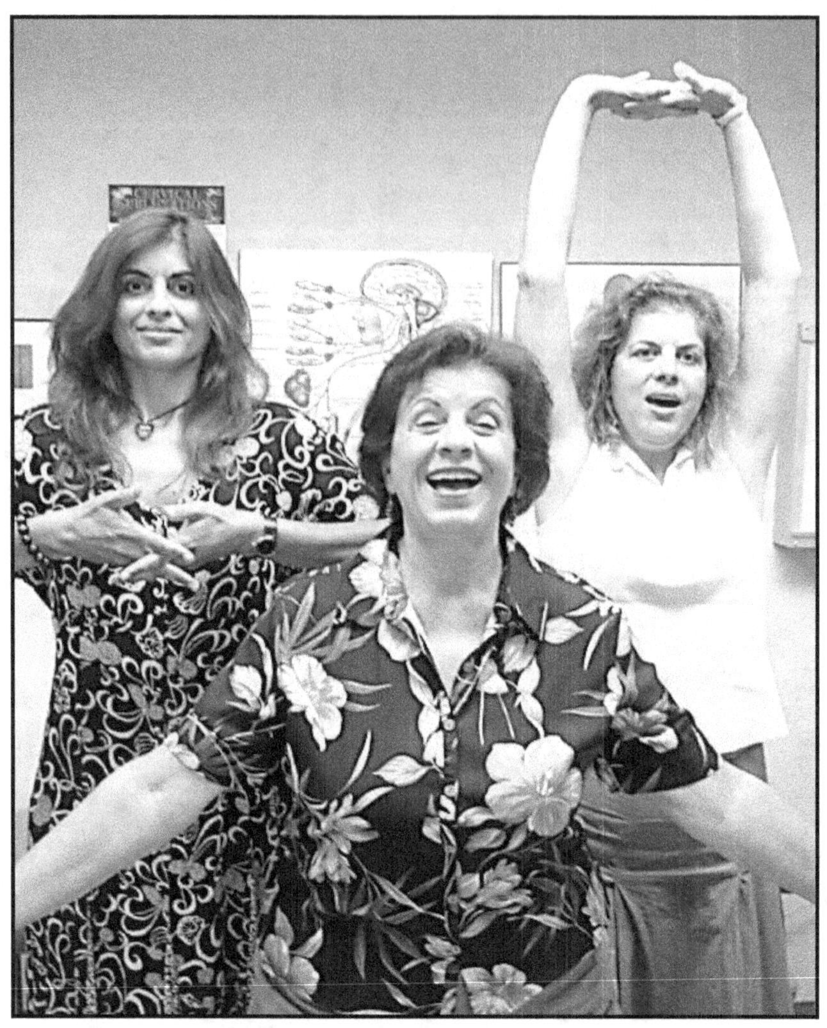

Saluto al Divertimento

Intrecciate le dita sotto la vita, palmi verso la pancia. Inspirando, portare le mani al viso, poi invertire in modo che i palmi siano verso il cielo, estendendo le braccia. Espirando, separare le dita e abbassate le braccia verso il basso lungo le cosce.

Per aggiungere risate :   Allungare le braccia in su e tenere la posizione; quando non potete più trattenere il respiro, scoppiate a ridere. Ci si può muovere, interagire; rimettere le braccia in su o in giù come desiderate. 2 – 6

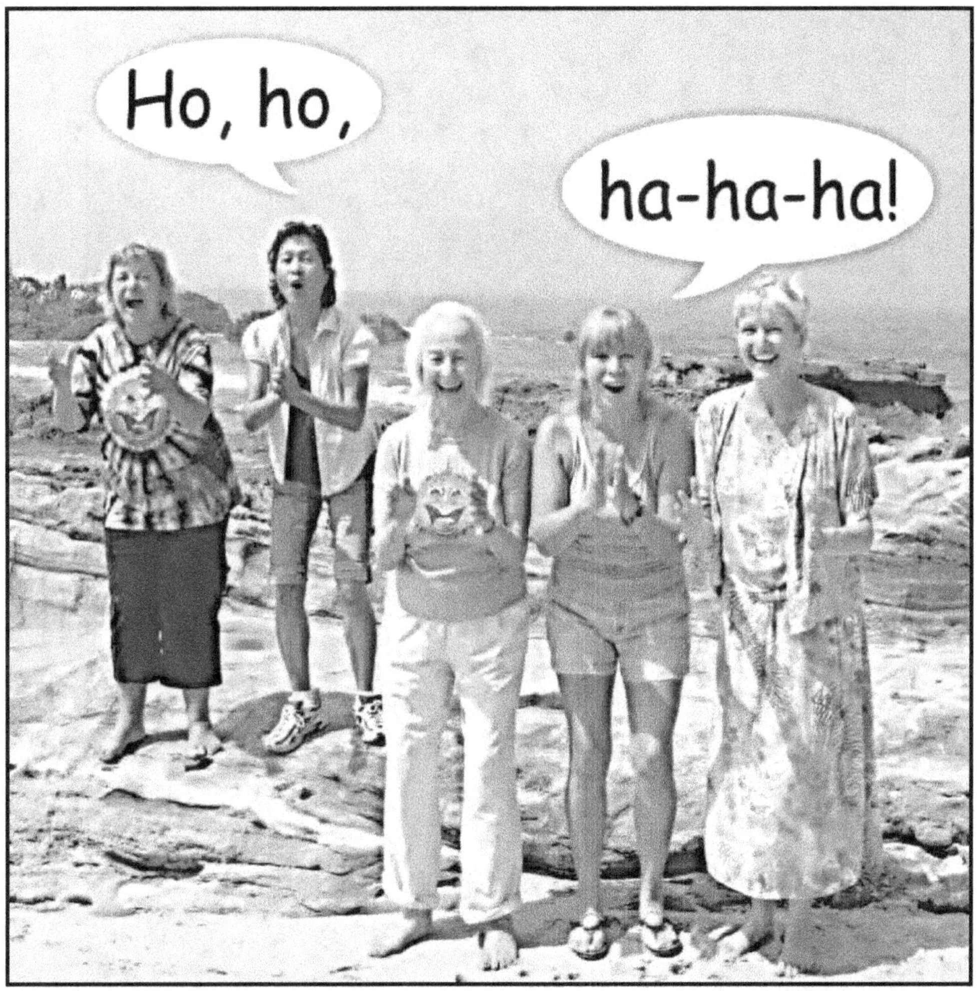

"Ho, ho, ah ah-ha!"

Ognuno lo fa simultaneamente: Battete insieme le mani a ritmo di Cha-Cha ("uno, due, uno-due-tre") facendo i suoni "Ho, ho, ah ah-ha!" Passeggiate, sorridendo e facendo un buon contatto visivo. (Eseguire frequentemente, per concludere la pratica di un esercizio di risata e per abbassare la chimica del corpo felice con un "ancoraggio" fisico facilmente accessibile). 3 – 9

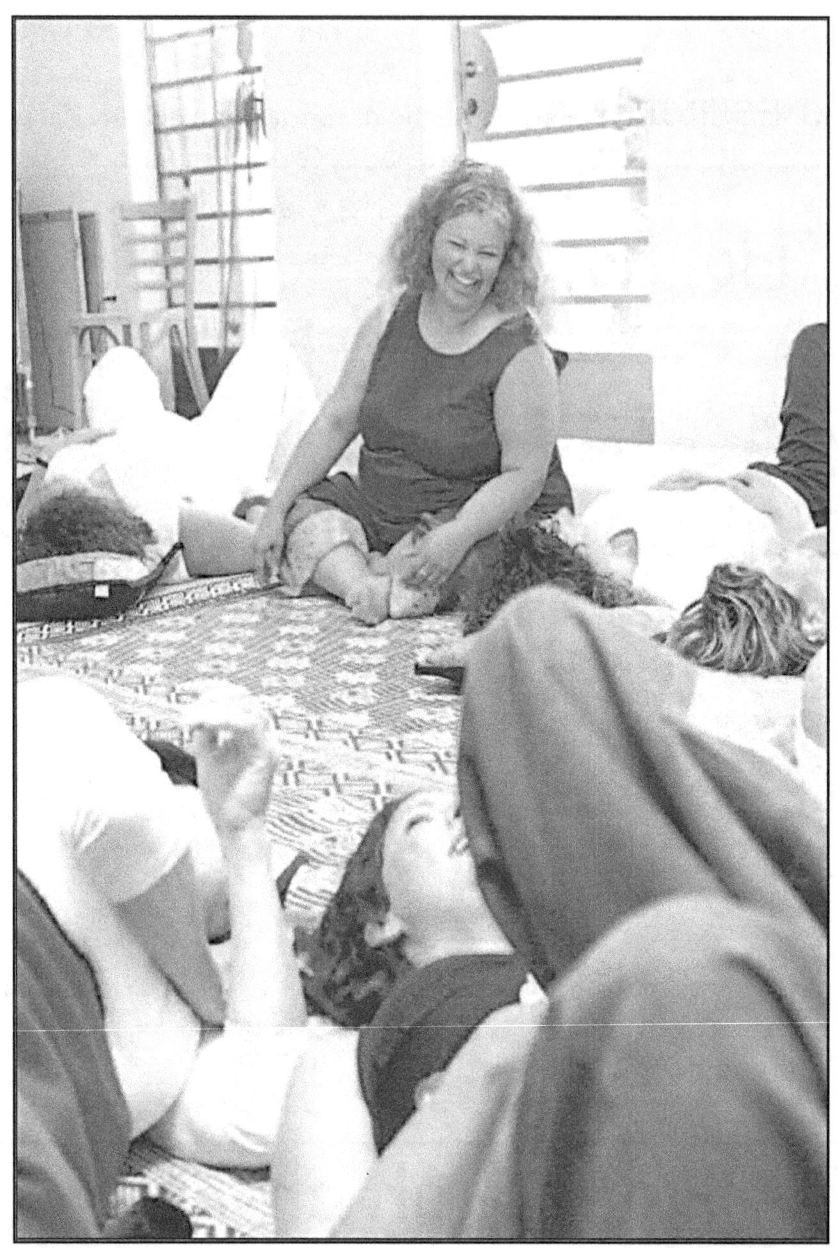

Meditazione della Risata

Versione 1 : Sedersi con gli occhi aperti. (**Versione 2** : sdraiati a terra con gli occhi chiusi.) Consentire alla risata a crescere spontaneamente, qualsiasi modo ci si senta bene. (Spesso eseguita per tre-dieci minuti come Esercizio di Risata finale prima del Rilassamento.) 1 – 10

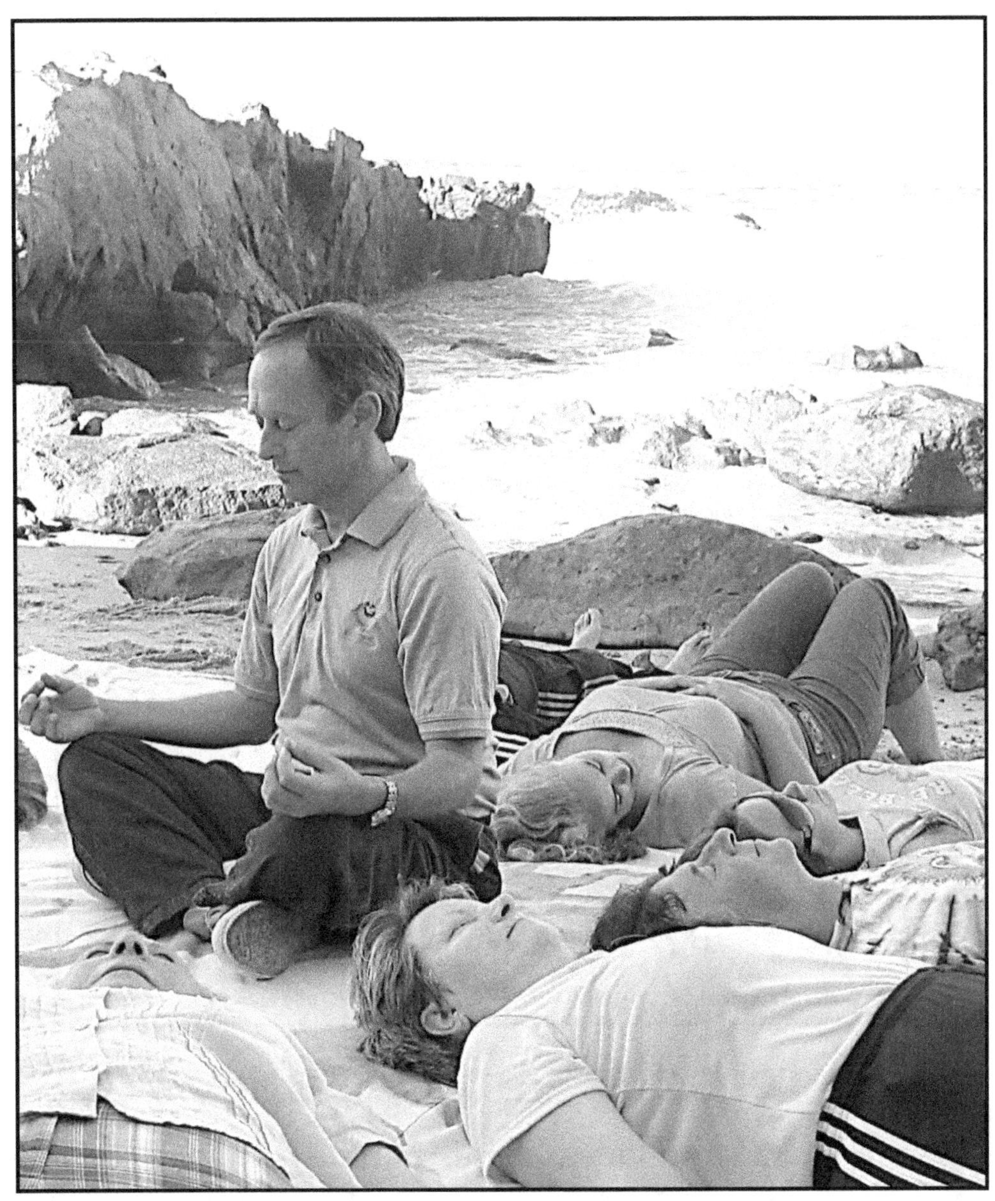

Rilassamento

Sdraiatevi, o sedetevi comodamente, con la schiena dritta. Il Leader guida i partecipanti per rilassare ogni parte del corpo. (Terminare sempre una sessione di risate con un periodo di rilassamento per assimilare i benefici per la salute.) 0 – 1

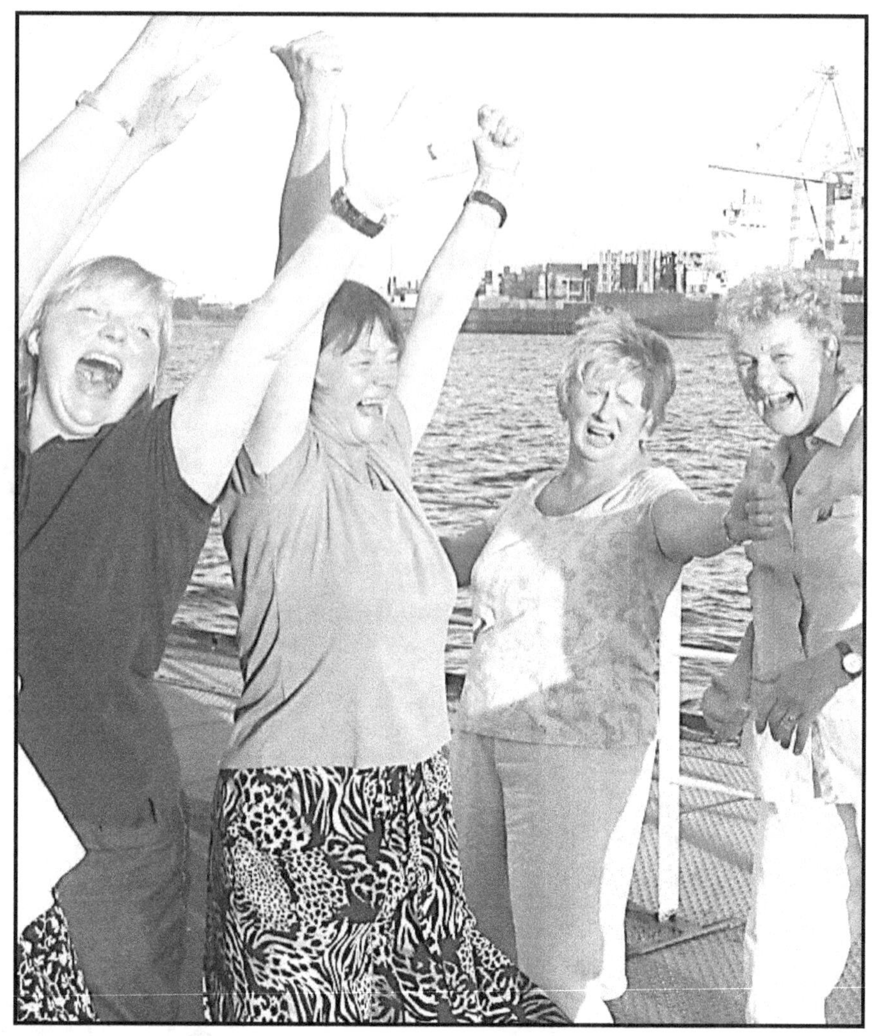

"Molto bene, molto bene, Yay!"

Ognuno lo fa simultaneamente. Battete le mani una volta
(dicendo "Molto bene"), ancora una volta ("Molto bene");
quindi separare le braccia divaricate con i pollici in su (o
le dita divaricate) dicendo "Yay!" Ripetere tre o più -
possono essere anche più volte. (Eseguire
frequentemente per concludere la pratica di un esercizio
di risata, anche per incoraggiare un senso di giocosità
infantile.) 3 – 10

Risata Aloha Inspirare, sollevare entrambe le braccia; dire "Alo-o - o-" per un lungo respiro; alla fine del respiro, venire giù con un risoluto "Ha-a-a!" e continuare a ridere profondamente. 3 – 8

Risata Creativa Uno alla volta, ogni lo persona fa spontaneamente e giocosamente: 1. Suoni, 2. Facce/Smorfie e 3. Azioni/Gesti, per 10 o più secondi; gli altri osservano e reagiscono giocosamente. 2 - 6

Variante : **Risata Creativa - Passatelo in giro** Una persona finge di avere un oggetto invisibile - un pezzo di corda, un pezzo di argilla - che può essere allungato o modellato in qualsiasi cosa. Può passare attraverso il loro corpo, essere pesante come il piombo o leggero come l'aria - "Esso" può avere qualsiasi forma, qualsiasi proprietà. Giocano con questa roba invisibile per 5-10 secondi, mentre gli altri ammirano e ridono. Quindi lo passano a un'altra persona, che ci gioca e lo cambia. Continuare passandolo in giro, tutti hanno la possibilità di trasformarlo e giocare con esso. 3 - 9

Variante : **Seguire il Leader** Ogni persona fa qualsiasi esercizio di movimento/risata per tre-dieci secondi, gli altri la copiano allo stesso tempo. 4 - 8

Faccende Domestiche Lavare i piatti; passare l'aspirapolvere; pulire le finestre; piegare il bucato... 4 - 8

Scossa Elettriche Allungate una mano come se doveste stringere la mano a qualcuno; una scossa elettrostatica viene dalla mano di un'altra persona. Sorpresa divertente! 3 – 6

Risata della Festa Utilizzare diversi esercizi precedenti:
Incontrate i frequentatori di feste (Saluto/Stretta di Mano e
Namaste); "Oops, ho lasciato qualcosa a casa" (Risata del
Cellulare); Abbiamo mangiato cibo piccante (Risata della
Zuppa Piccante). Creare gruppi di due e di tre e ridere
davanti a un drink immaginario. Fare conversazioni "molto
divertenti" piene di barzellette (interamente in gibberish).
3 - 7

Risata del Revival (Risata di una Scena) un gruppo di
persone che ridono trova una persona incosciente. In
gibberish discutono per pochi istanti sul chiamare aiuto. Una
persona suggerisce (in gibberish): "Tutto quello che dobbiamo
fare è condividere l'energia della risata." Tutti pongono le
mani sopra la persona, agitandole e ridendo; la persona
"inconsciente" lentamente riprende conoscenza. Tutti
festeggiano e continuano a ridere insieme. 3 – 9

+ Aggiunto dal Dr. Kataria nel 2015 +

(Quando Dr. Kataria ha pubblicato una serie di esercizi base
riveduta nel 2015, sono stati omessi i seguenti: Abbraccio, Calcutta,
Cowboy Americano, Creativa, Crema di Latte, Orchestra, Pianto,
Reale, Sabbia Bollente.)

Variante dell'**Aeroplano:**

Aeroporto : 1. Fingere che sia tardi e correre in giro
con le valigie. 2. Ottenere una carta d'imbarco. 3. 'Salutate con
la mano' i vostri bagagli mentre scompaiono sul nastro
trasportatore. 4. Entrare in aereo.

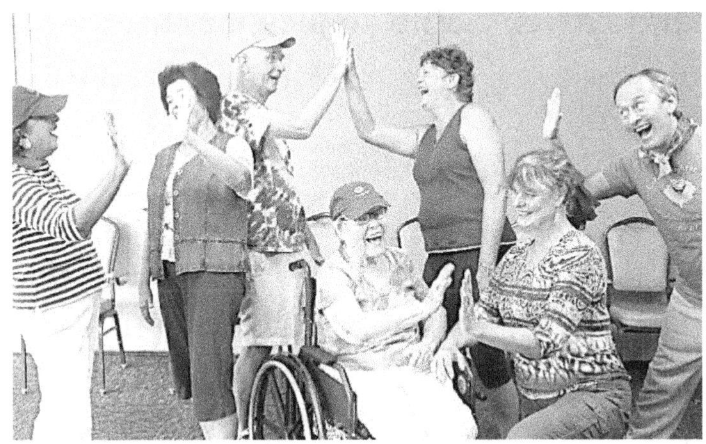

Batti il Cinque

Alzate un braccio con il palmo della mano rivolto in avanti, batti sulla mano di un altro: "Ce l'abbiamo fatta, abbiamo vinto! Dammi il cinque!" 4 - 8

Risata della Ceretta

Fingete di mettere della cera sulle braccia, muovete il palmo della mano sopra l'altro braccio dal gomito verso polso, alla prima applicazione urlate"Ay"; alla seconda applicazione, "Ay..." La terza volta, tirare dal polso verso il gomito, come se voleste strappare via la cera, urlare "Ah-ha ha ha ha!" Ci si sente benissimo se ci si strappano i peli ridendo! 2 - 6

Dolori e Disturbi

Indicare o appoggiare le mani su, una zona dove avete sempre sentito un dolore o un disturbo (piede, ginocchio, schiena, collo, testa, denti, ecc.). "Boo hoo" per un momento, poi ridere ad alta voce.

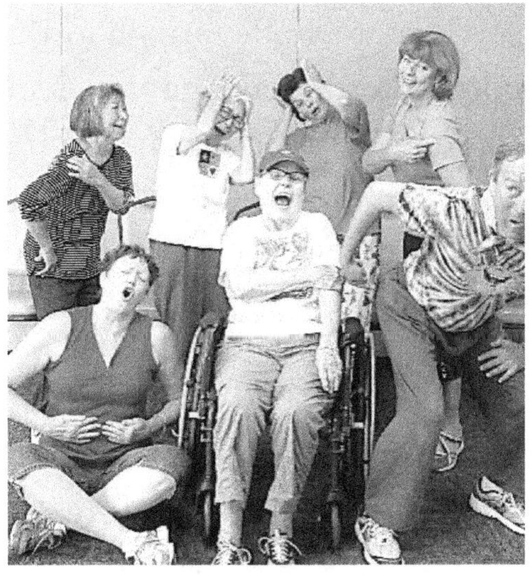

Continuare, indicando diverse altre zone (simpatizzare
con gli altri). 1 – 6

Varianti del Frullato

a) Dopo aver unito le due coppe, cominciate a bere; ha un
sapore strano, così : 1.) versare il frullato sopra la vostra testa
e dietro la schiena; e/o : 2.) versatelo sul pavimento davanti a
voi.

b) Condividere il frullato con altri versandolo sulla parte
posteriore della loro camicia, lanciandolo sopra la loro testa,
etc. 2 - 10

Risata del Guru
Mettete una mano sopra la testa: "Io
imparo dai miei errori". Mettere l'altra mano in cima sulla
prima: "Io imparo dagli errori altrui". Camminate con
entrambe le mani sulla testa, annuendo e ridendo,
riconoscendo che tutti commettono errori e imparano da essi.
2 - 5

Risata Magica
Stendere le braccia in avanti, fare i pugni
con le mani. Sollevare gli indici di entrambe le mani. Battere i
bordi interni delle mani insieme, dicendo "Ay" (pronunciato
come in "day"). Separarli, quindi riunirli nuovamente con
"Ay". La terza volta, alzare due dita (l'indice e le dita centrali)
di ogni mano, come se li aveste fatti moltiplicare
magicamente. "Ha haaa – magia!" 3 - 5

Temi Sportivi
Fingere di partecipare a qualsiasi sport
desideriate: **Giocoleria, Pallacanestro, Baseball, Calcio,
Pallavolo, Sumo Wrestling, Sollevamento Pesi, Giavellotto,**

etc. Esagerare i movimenti con respiri profondi, trasformandoli in risata. 3 - 10

Variazione dell'Uccello : Risata del Pollo Mettete le mani sui fianchi (o sulle spalle) con i gomiti in fuori; andate in giro come se steste sbattendo le ali e starnazzate/ridete come un pollo. 3 - 5

Risata del Wi-Fi Mettere le mani dai lati superiori della testa. Fare i pugni ma con il dito indice esteso. Passeggiate in giro alla ricerca di una connessione di rete Wi-Fi... quando ne trovate una, "Ha ha!" 1 – 3

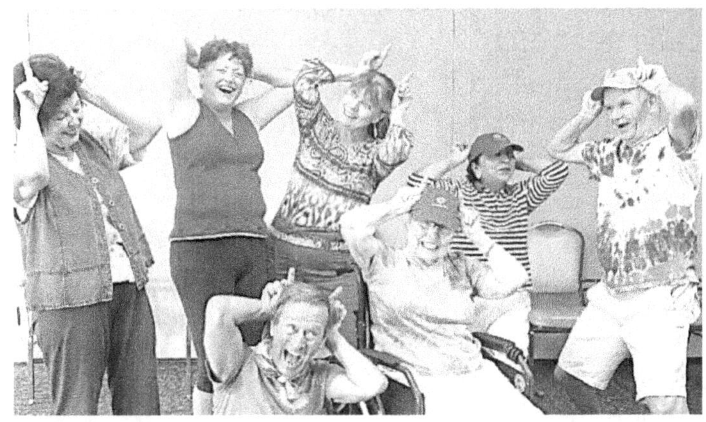

Tema Zoo degli Animali Ogni persona passeggia comportandosi come qualsiasi animale abbia scelto (**Elefante, Leone, Canguro, Scimmia, Serpente, Gallina, Pinguino, Anatra...**). Si può cambiare animale ogni volta che lo si desidera. 2 – 9

FINE della 1 Parte "Esercizi di Base"

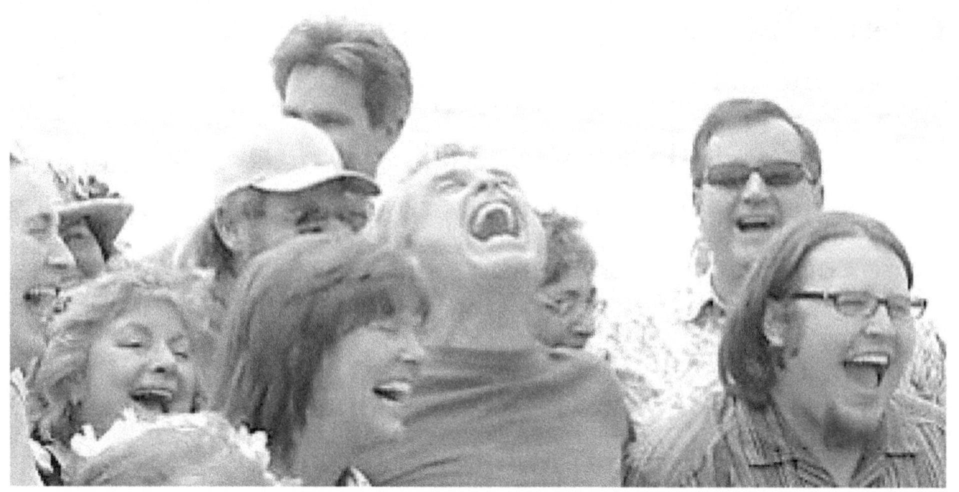

Esercizi Base di Risata del Dr. Kataria

I titoli degli esercizi di risate © 2007, 2015 The Doctor Kataria
School of Laughter Yoga
Descrizioni, e titoli di esercizi di respirazione © 2008, 2010, 2011,
2016, 2018   Jeffrey Briar, The Laughter Yoga Institute

Per favore visita
The Laughter Yoga Institute   www.LYInstitute.org
Laughter Yoga International   www.laughteryoga.org

La maggior parte delle immagini sono
utilizzate con il permesso da
The Laughter Exercise Photo Flash Cards
© 2009 The Laughter Yoga Institute
Tutte le altre immagini dai file di The Laughter
Yoga Institute

Questa edizione è coperta da copyright 2018
The Laughter Yoga Institute   www.LYInstitute.org

**Traduzione Italiana
di Maria Cristina Madera**
Mille grazie, Maria Cristina!

Parte 2

Enciclopedia di Esercizi di Risata

Compilato, scritto e corretto da Jeffrey Briar

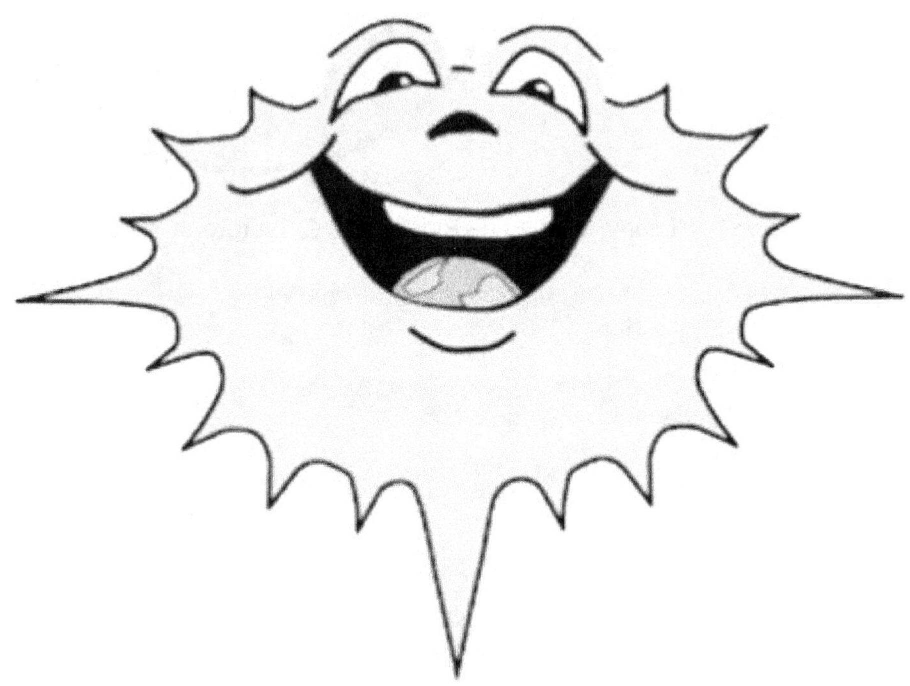

450 Pratiche di Risata
per la Salute, il Divertimento e l'Amicizia

Dall'Istituto di Yoga della Risata   "The Laughter Yoga Institute"

www.LYInstitute.org

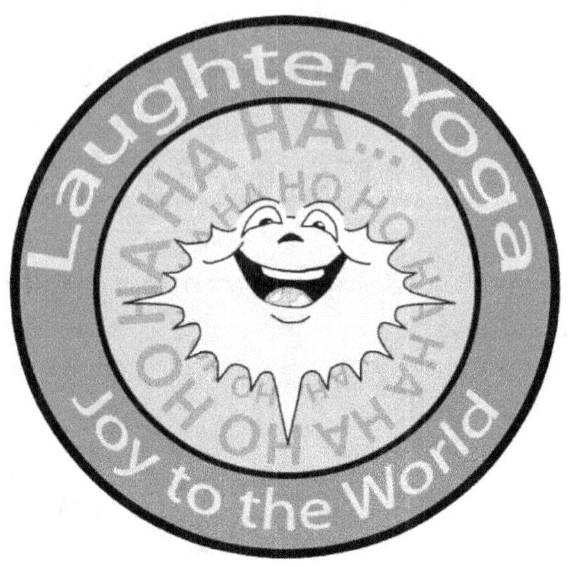

"Lenny, il Sole che Ride" Logo © Istituto di Yoga della Risata

Enciclopedia di Esercizi di Risata (versione bianco e nero, in Italiano)

(Sezione Due di *Esercizi di Risata: La Grande Grande Antologia*)

Enciclopedia di Esercizi di Risata

Compilato, scritto e corretto da Jeffrey Briar

Tutti gli esercizi vengono eseguiti *mentre si ride*. Non vengono dette parole reali, tranne dal Leader mentre dà istruzioni.

Tutti gli esempi di parole qui di seguito sono presentati per indicare il sentimento che viene espresso, ma i partecipanti non parlano effettivamente in nessuna lingua reale. Essi emettono solo suoni di risata, o parlano in gibberish.

Risata del Abbraccia Te Stesso : Avvolgere le braccia intorno a se e darsi un grande abbraccio. Ci si può anche accarezzare, coccolare – e lodare! ("Ti amo! Tu sei la persona che preferisco di più al mondo!")

Risata dell'Aeroplano : Mettete le braccia in fuori. Decollate, volate in giro, suonatevi l'un l'altro; volate in una tempesta; atterrate, scaricate i passeggeri.

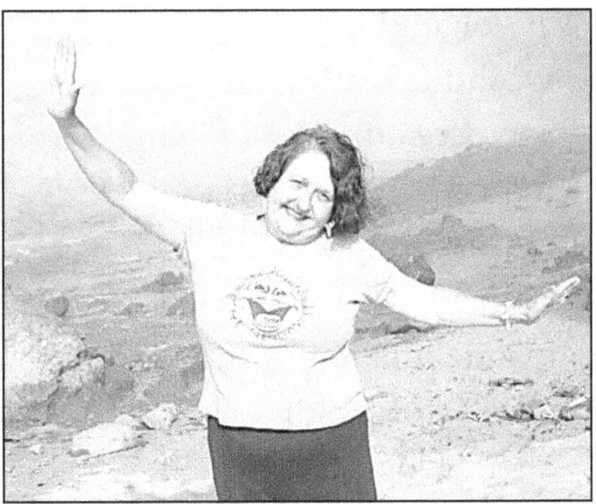

Ago : Venite infilzati con un ago invisibile ipodermico; vi riempie di succo di risatina. Potete iniettarlo agli altri con gioia.

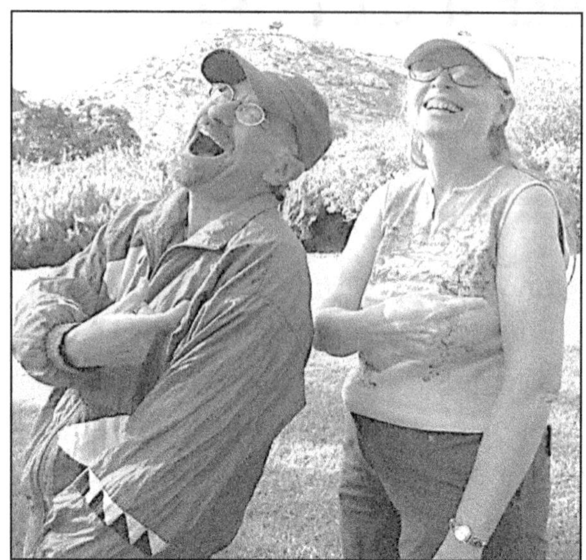

Risata dell'Alba :
(Vedere "Ecco il **Sole**")

Banco di Alghe (Alga e Vita di Mare) : La metà delle persone sono alghe. I loro piedi rimangono ben piantati a terra, il resto del corpo ondeggia dolcemente, avvolgendosi a vicenda. L'altra metà sono creature del mare: delfini, leoni marini, squali, pesci, granchi; che nuotano e ondeggiano intorno alla alghe (e agli altri). Dopo 20 secondi, si scambiano i ruoli.

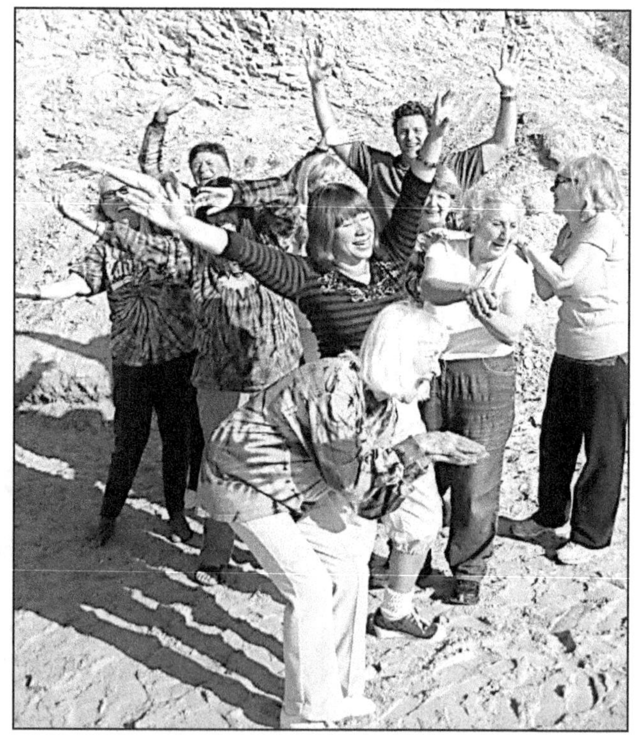

Fare le Alghe a Strisce (serie) : Raccogliete le alghe; affettatele; buttatele in una ciotola. Versateci sopra dell'acqua. (Siete le alghe che bevono rumorosamente l'acqua.) Versate i condimenti; mettetele in forno.

Febbre da Fieno (Allergia al Polline) : Raccogliete il vostro fiore preferito. Portatelo al naso ed annusatelo, e starnutite: "Ha - ha - ha - haa-choo!" Ripetere diverse volte.

Aloha Risate (stile Kataria) : Sollevare le braccia in alto sopra la testa, dicendo "Alo - o-o - o-o"; Quando verso la fine del respiro, piegarsi in avanti la parola di vita "Ha-ha-ha-ha-ha!" Continuare a ridere profondamente.

    Risata Aloha (stile Wilson) : Ondeggiate le braccia e ondeggiate i fianchi da un lato all'altro come una ballerina hawaiana, dicendo "Alo-ha-ha-ha-ha!" Passeggiate e salutate, stringete le mani e salutatevi l'un l'altro.

Risata dell'Altalena : Con un partner. Come voi andate su, loro vanno giù (e viceversa). Potete appoggiarvi ai lati, o addirittura cadere. (Vedi anche "**Parco giochi**")

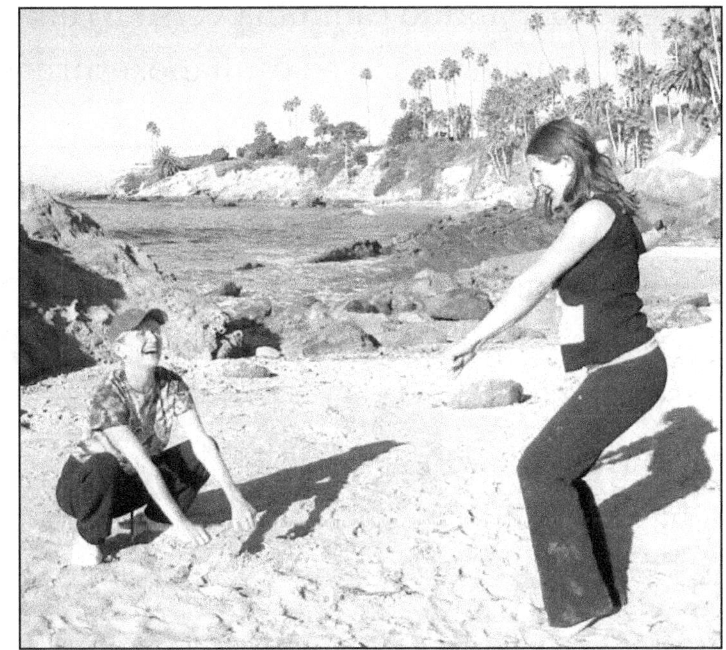

Cari Amici che Partono : L'altra persona è un amico molto caro
che si sta per trasferire lontano. Esprimete gratitudine,
apprezzamento, e ricordi pieni di gioia con ogni persona.

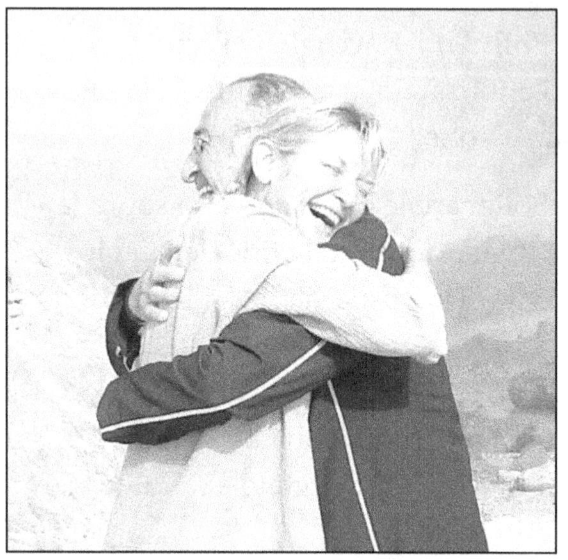

**Risata dell'Amico
Perso da Lungo
Tempo** : Vi imbattete
in un amico che non
vedete da 15 anni,
abbracciatevi e ridete.

L'Afflato dell'Angelo:
Formare due file. La
persona in fondo cammina verso il centro tra le due file;
gli altri applaudono ed esultano, esprimendo gratitudine
per l'essere
angelico
davanti a
loro. Ogni
persona
segue, così
che ognuno
abbia la
possibilità di
essere sia
l'angelo che

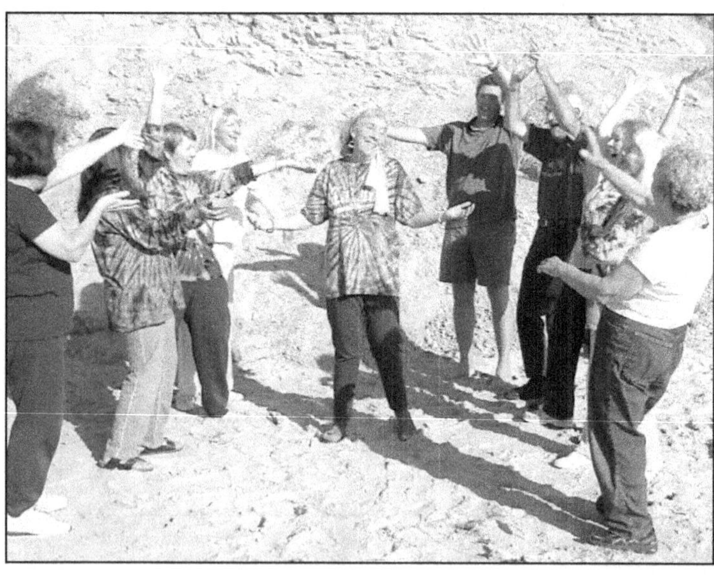

"cammina" e sia qualcuno nella fila dei sostenitori acclamanti.

Risata Annoiata : Comportatevi come se foste annoiati, con una risata molto lenta, quasi sarcastica. (Buona a seguire la "Risata di Cuore".)

Annusare i Fiori : 1. Piegatevi molto in avanti, raccogliete alcuni fiori. 2. Avvicinateli al naso e annusate abbondantemente (inspirate profondamente). 3. Hanno

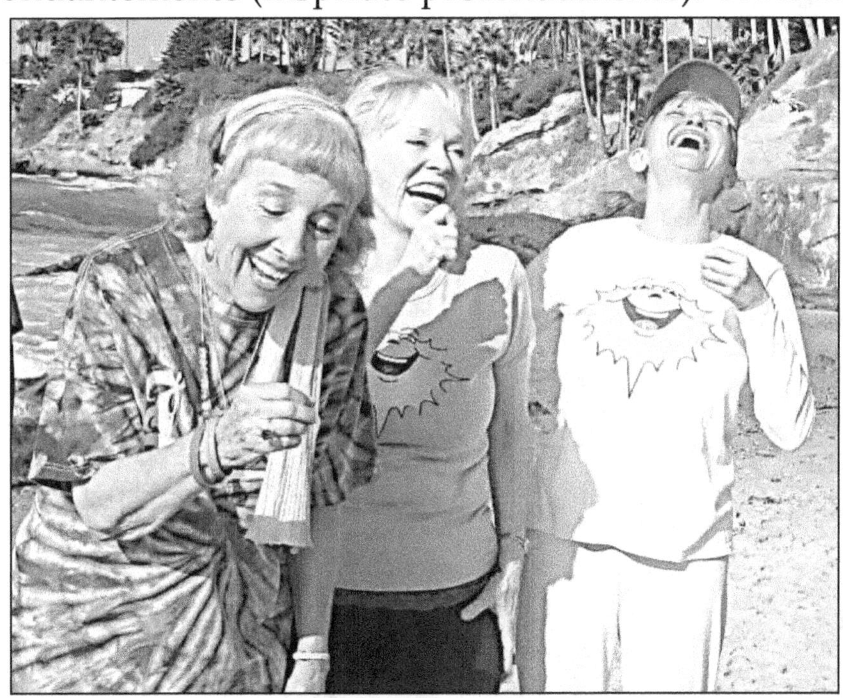

un buonissimo profumo! Fate una grande risata di sollievo e di piacere. Potete essere allergici e vi fanno starnutire-ridere. Potete gettarli dietro le spalle, condividere il vostro mazzo con gli altri, gettarli in aria, mentre saltellate in giro come una damigella d'onore ad un matrimonio. (Vedi anche "**Raccogliere** i Fiori")

Inseguimento dell'Ape : Essere inseguiti da un'ape o delle api. (Quando venite punti, fa il solletico, non pizzica.) **Variante**: Inseguimento di Api Amichevoli: Essere inseguiti da uno sciame di api amichevoli ("Oh, voi ragazzi!...").

Risata dell'Ape che ti Punge la Lingua : La vostra lingua si gonfia, potete parlare solo in gibberish con la bocca a cerchio.

Cattivo Appuntamento 1 : Siete una donna, ad un appuntamento, con vestiti molto attillati - ad un tratto la camicetta si strappa e vi cade tutto.

Cattivo Appuntamento 2 : Siete un uomo, ad un appuntamento, in vestiti molto stretti - poi ad un tratto vi si strappano i pantaloni…

Risata dell'Aquilone :   Con un partner. Uno è

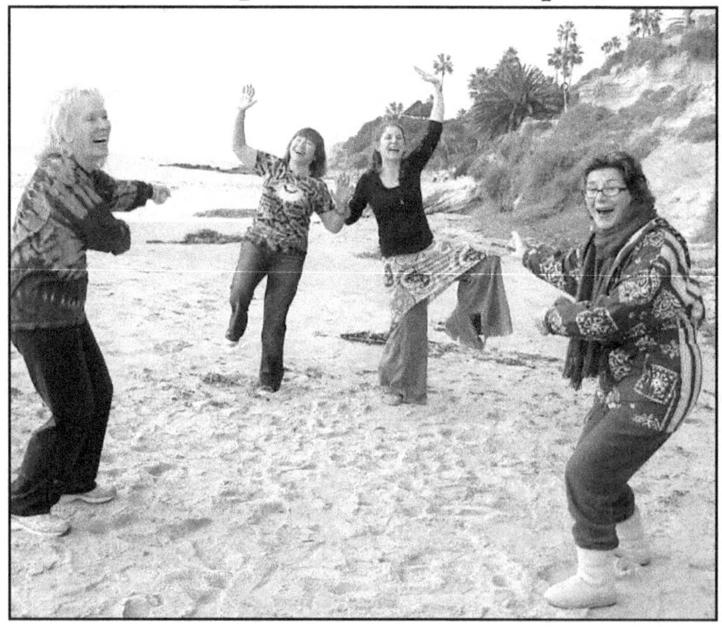

l'aquilone, l'altro è colui che tiene l'aquilone. Quello che lo tiene lo tirerà, rilascerà, si sposterà da un lato all'altro. L'Aquilone a volte segue, a volte no; va più lento, più veloce, improvvisamente si tuffa, vola via lontano etc.

Risata dell'Asino : Alzate la testa verso l'alto e all'indietro, poi in avanti, ragliando come un asino: "Hee, haw, hee, haw."

L'Auto Non Si Accende : Emettete dei suoni come una macchina che cerca di partire, ma non ci riesce. Girare la chiave, in un primo momento quasi si accende, ma poi muore di nuovo: Ah ah ah ah ah .... Provate di nuovo: Ah, ah ah ah ah... Dopo tre o quattro volte, si accende: Ah ah ah ah ah ah ah! Guidate in giro e salutatevi l'un l'altro.

Risata di Babbo Natale : Posizionare le mani sulla grande pancia ed emettere alcuni vigorosi "Ho, ho, ho ha".

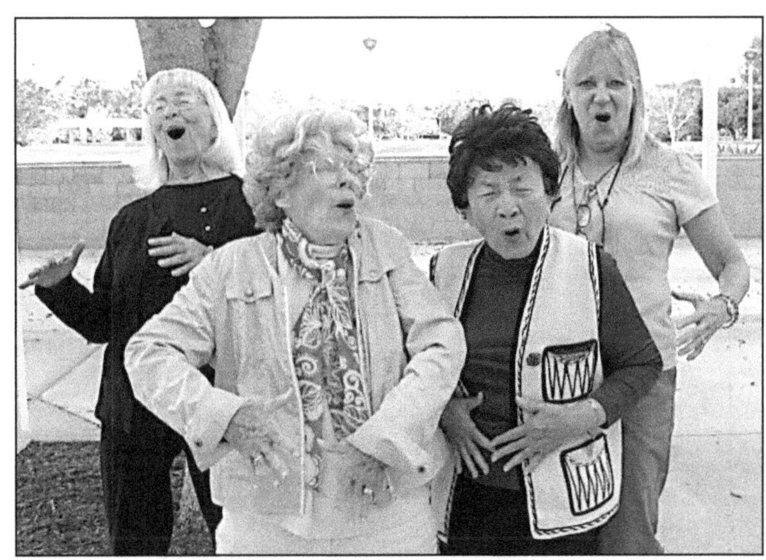

Camminare intorno, si possono urtare le pance con altri Babbo Natale, distribuire regali presi da un sacco...

Variante 1 : Trasportate un grosso sacco di giocattoli; distribuite regali a tutti.

Variante 2 : In due gruppi. Un gruppo sono i Babbo Natale che distribuiscono i regali agli altri. Il secondo gruppo sono bambini: ricevono i regali, li condividono con gli altri, danno latte e biscotti ai Babbo Natale, etc. Scambiare i ruoli. (Vedi anche "A Tema Natalizio")

Risata della Babysitter Buona : Cullare il bambino; cambiare il pannolino; dargli da mangiare; leggergli qualcosa; rispondere al telefono con un sorriso. (Continuare con "La Babysitter Cattiva")

Risata della Babysitter Cattiva : Guardate la TV; fumate, mettete gli alcolici nel biberon del bambino; invitate gli amici/ il fidanzato; parlate senza sosta al telefono. (Da fare insieme alla "Babysitte Buona")

Il Ballo dei Mostri : Inscenate un film di mostri e incontrare altri mostri. È possibile modificare le identità a volontà. Esempi: l'Uomo Lupo incontra Dracula, Frankenstein incontra la Mummia, etc. Girovagate come se foste a un cocktail party di mostri.

Da Dove Vengono i Bambini : Divisi in due gruppi. Gruppo 1 = cavoli in un appezzamento di terra, in trepidante attesa della consegna delle cicogne. Gruppo 2 = cicogne che volano con i bambini da mettere al posto dei cavoli molto soddisfatti. Invertire i ruoli.

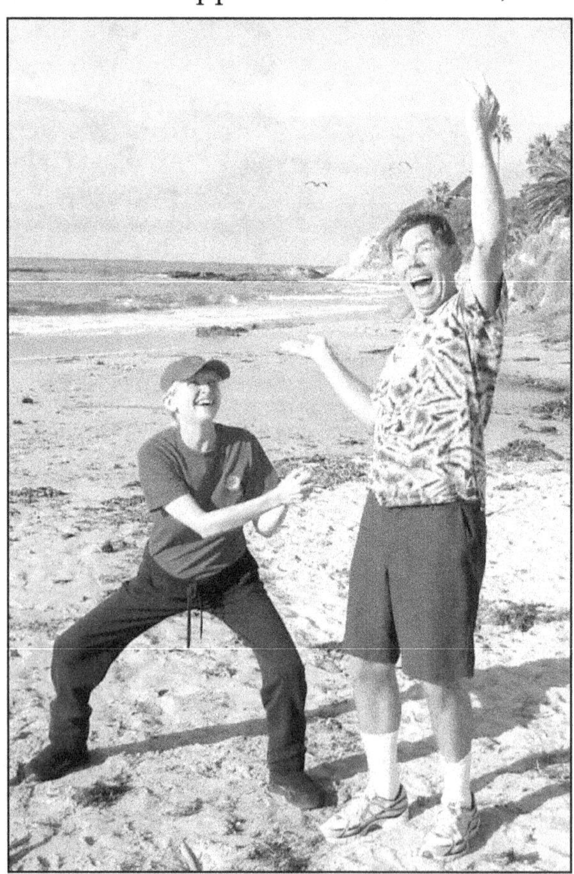

Risata dello Sbucciare una Banana, versione col partner : Una persona è una banana con la buccia. La seconda persona toglie la buccia. #1 soffre il solletico! #2 sta anticipando qualche

divertimento quando la banana viene fuori. #1 emerge,
entrambi sono vittoriosi.

Risata dello Sbucciare una Banana, versione solitaria : Siete
dentro ad un costume da banana. Sbucciatelo da voi stessi in tre o
quattro movimenti di "aprire una cerniera"; lasciate cadere la
buccia… e uscite fuori, "Libero finalmente!"

Banda (Banda Marciante) : In un cerchio. Ogni persona suona uno
strumento musicale (tromba, violino, trombone, arpa, batteria, ecc.)
facendo suoni di risata; gli altri copiano (come in "Follow the
Leader"). Andate avanti così ogni persona può "giocare". Dopo che
ognuno ha avuto un turno, pavoneggiarsi intorno come una banda
musicale, ma tutti disorganizzati. Si possono suonare uno qualsiasi
degli strumenti fatti in precedenza, o uno nuovo; ogni volta che lo
si desidera, si può cambiare strumento.

Risata della Barca che Affond a : Prendete la vostra barca sul lago
e vedete che manca il tappo dal fondo dello scafo; affonderete
presto. "Uh-oh. Penso che sarei dovuto andare in piscina oggi!"

Risata del Baseball, 1 : Pronto per prendere una palla alta --- ecco
che arriva, ecco che arriva --- La prendete, e salvate la partita!

Risata del Baseball, 2 : La palla volante arriva a voi; la fate
cadere - "Oh bene, è solamente un gioco!"

Risata del Baseball, 3 : Con un Partner. Il Lanciatore lancia,
il Battitore colpisce - qualunque cosa accada, ridiamo soltanto. (Il
Battitore può perdere la palla, colpirla con la testa, afferra la palla
con i denti... Lanciatore può prenderla tra le ginocchia, avere la
palla che passa proprio accanto di lui, la palla gli passa sopra la
testa e viene catturata da un esterno, etc.)

Risata della Battaglia del Cibo : Per favore giocate con il vostro cibo! Ai vostri posti… pronti… lanciate! (Seguite con l'esercizio "Doccia - Variazione 2" oppure "Annaffiare")

Risata della Battaglia del Ketchup : Schizzate, versate, con cucchiaiate, tirate il "ketchup" agli altri; fatelo colare giù dalla vostra faccia, schiena, sui vostri pantaloni… (è bellissimo!) Potete farlo anche con senape, mostarda, spaghetti…

Batti il Cinque Ma lo Manchi : Tentate di "Battere il cinque" a qualcuno (un solo schiaffo mano su mano), ma lo mancate. "Oh bene!" Camminate intorno e cercate di farle con molte altre persone, sbagliate sempre.

Risata del No Battimani : Con un partner. Iniziare a fare un gioco di battimani; l'altra persona non sa la stessa versione; dopo aver battuto e mancato per un po', tirate a sorte le mani: "Oh beh, abbiamo provato!" Cambiate partner.

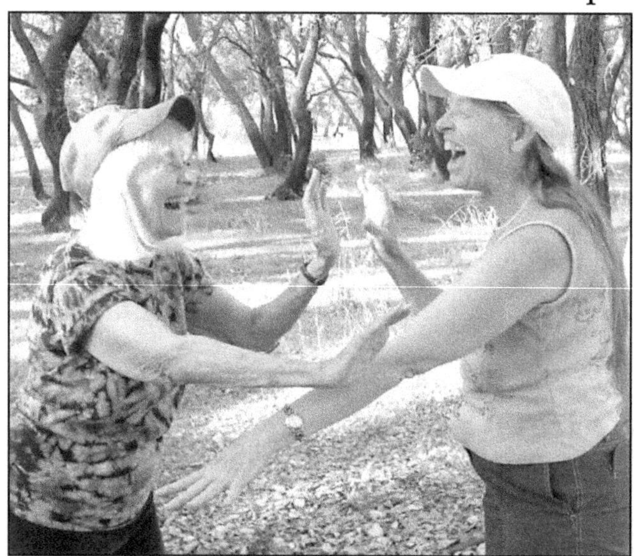

Battuta Finale in Gibberish 1, Variante "Una Parola" : In cerchio, ognuno prende una grande respiro insieme (facoltativamente alzando le braccia). Una persona dice una sola parola in gibberish, e tutti ridono come se la

parola fosse
incredibilmente
divertente
(come se quella
parola fosse la
battuta finale di
una barzelletta
fantastica). Fate
il giro del
cerchio, tutti
inspirano
profondamente

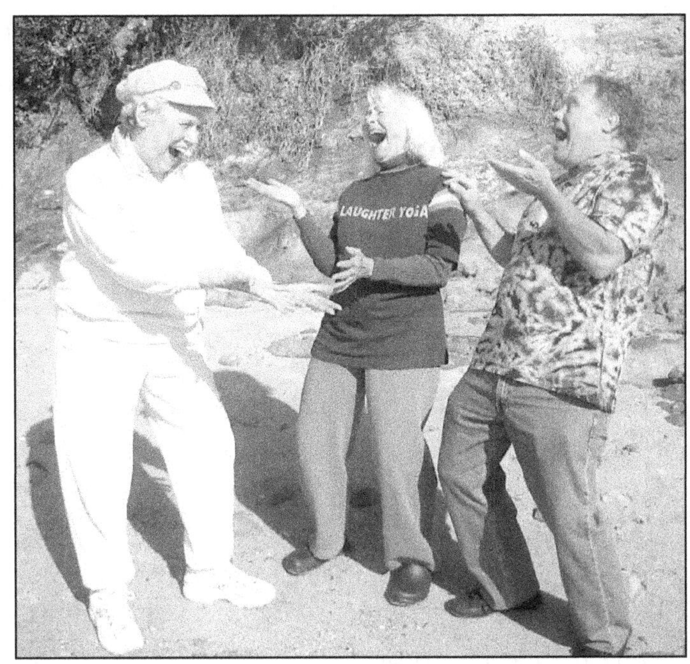

insieme, ogni persona (uno alla volta) dice una parola in
gibberish, tutti ridono sull'espirazione.

Troviamo che questa versione Una Sola Parola sia meno
faticosa che l'intera battuta finale in Gibberish (dove i
partecipanti possono ridere per 10-15 secondi dopo ogni
"barzelletta" e solo quattro o cinque persone in grado di
fornire la battuta finale prima che il gruppo inizi a stancarsi
troppo). In questa versione di Una Sola Parola, la risata
dura solo il tempo di una espirazione - circa cinque secondi.
Così, un gruppo grande come 15 o 20 persone può fare la
pratica, ottenendo tutti un turno, senza che nessuno si
stanchi troppo.

Battuta Finale Variante 2 : Una persona dice una battuta in
Gibberish (le poche ultime parole di una finta barzelletta) – tutti
ridono in modo casuale. Come delle sofisticate Signore Inglesi a
una raffinato Tea Party, i partecipanti (in gibberish): fanno
commenti al narratore; aggiungono / abbelliscono la barzelletta;
fanno commenti a vicenda. Continuare per 45 secondi, tutti
smettono abbastanza soddisfatti di se stessi e degli altri.

Battuta Finale Variante in stile Cane : Pronunciate la battuta emettendo suoni di cane; tutti ululano alla battuta finale.

Battuta Finale Varianti Avanzate : Chiamiamo questi esercizi di Risata "Avanzati" perché richiedono innanzitutto la capacità di ridere di niente. "Parole" e "numeri" sono usati come un innesco, ma ora sono liberi di avere qualsiasi significato.

Solo Battuta Finale : Una persona dice le ultime parole di una barzelletta (in una lingua reale). (Esempio: "Guarda quanti ce ne sono!") Ognuno ride immediatamente in modo isterico (anche se non conosce la struttura di quella particolare barzelletta). Molti facciano un turno.

Ridere ai Numeri : (Basato sul famigerato scherzo "vero".) Il narratore dice un numero, come "Quaranta-sette!" e tutti ridono come se fosse incredibilmente divertente. Molte persone fanno un turno. Si possono dire numeri in diverse lingue, o senza senso ("un trilione e quaranta-undici!")

Persone che danno il Benvenuto In-sieme : (Richiede ai partecipanti di essere a proprio agio nel toccare un'altra persona.) Due persone si collegano come persone che danno il benvenuto; collegano un braccio con il braccio dell'altra persona (o si tengono le mani, magari mettono un braccio sulla spalla dell'altro, o etc.); con il braccio libero e la mano li agitano in segno di saluto (ad altre persone, animali, piante, l'ambiente, ecc.).

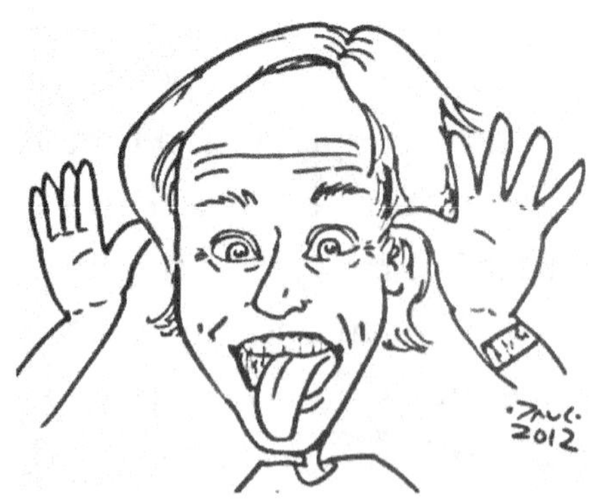

Risata delle Bolle di Sapone : Fate finta di soffiare (e far scoppiare gioiosamente) le vostre bolle di sapone e quelle degli altri.

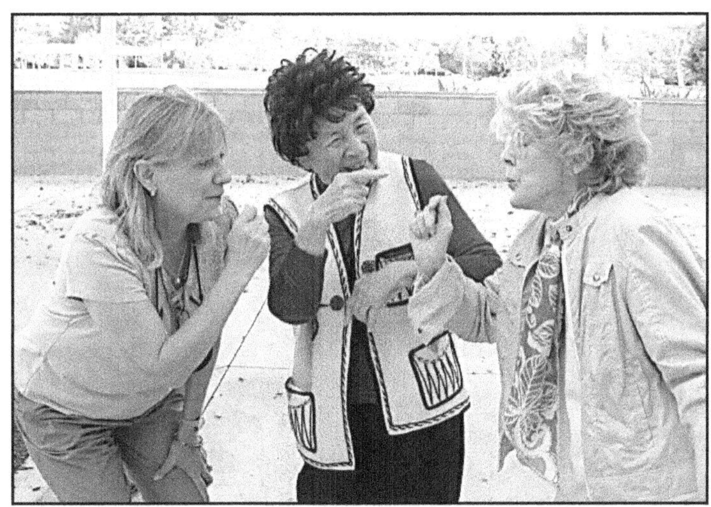

Meditazione della Risata - Variazione Bolle nel vostro Corpo (spesso fatto con i più esperti) : I partecipanti si siedono comodamente con entrambi i piedi sul pavimento, chiudete gli occhi e immaginate delle bevande gasate o bolle di champagne uscire attraverso i vostri piedi; piccole bollicine, che sono anche risatine. Il Leader dice: "Lasciate che le bolle salgano verso le vostre caviglie, i polpacci; e mentre salgono diventano più grandi e vi fanno ridere. Lasciate che le bolle di risate riempiano la vostra cintura pelvica, il vostro plesso solare," (più risate - quando sarete il leader deciderete per quella volta dove posizionare e l'intensità della risata) "e si ritira e rifluisce naturalmente mentre progredite attraverso la gabbia toracica, attraverso le spalle, giù per le braccia fino ai gomiti; dai gomiti fino alla punta delle dita, torna su e giù per la spina dorsale e infine nella testa ed esce fuori dalla parte superiore del cranio, che scorre in un'area di circa due piedi tutto intorno al corpo." Parlate piuttosto rapidamente per catturare la loro attenzione tale che nessun pensiero esterno possa entrare nella mente del partecipante ed essi possano concentrarsi solo sulla loro esperienza di rilassamento. (Consigli sul tema - Ipnosi da Dianne McNinch.)

Boo hoo, ha ha : Piangete un po', ridete un po'. Andate avanti e indietro. (Simile alla "Risata Piangente," ma potete alternare sia velocemente o lentamente a seconda di come lo desiderate.)

Risata del Boscaiolo : Abbattete un albero. Fate un suono (come "Tim-brooo!"): "Ho - ho---ha ha ha ha ha!" Festeggiate il vostro successo.

Risata di Gioco del Taglialegna (Bosciaolo) : Abbattere un albero (come sopra). Cattura l'albero che sta cadendo--- e dite "Alla la larga" con i vostri compagni boscaioli. (Questi sono alberi molto leggeri.)

Risata del Boscaiolo su un Rullo : Camminare/Tenersi in equilibrio su un tronco che rotola (sull'acqua). Se si cade, va bene!

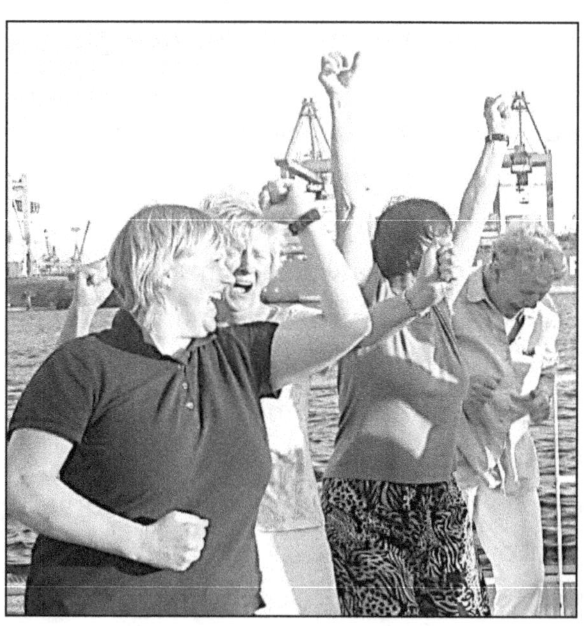

Il Boss Smette Oggi : Tutti hanno appena ricevuto la notizia: niente più Signor Cattivo Ragazzo! Festeggiare, battere il cinque, esprimere sollievo, lanciare le graffette per la carta, etc.

Bracciate di Nuoto : Ridete mentre state facendo diversi stili di nuoto (il Leader dimostra): Farfalla, Stile Libero, Rana, Dorso, Cagnolino... da cinque a 20 secondi per ogni stile di nuoto.

Muoversi con la Brezza : Da solo e con gli altri sei una molecola d'aria, soffiato dalla brezza e dal vento; basso, medio, alto; lento, veloce, in bilico.

Ballerina di Burlesque : Far finta di fare uno strip-tease (strappando di dosso tutte le negatività, l'insicurezza, la tristezza, ecc.). Inventate la vostra risata/musica-gibberish "per muovervi in pista" . Eliminate con le risate le vostre preoccupazioni e dubbi; buttate i vecchi "vestiti di negatività" sul pavimento, mostrate il vostro bel corpo senza preoccupazioni, ecc.

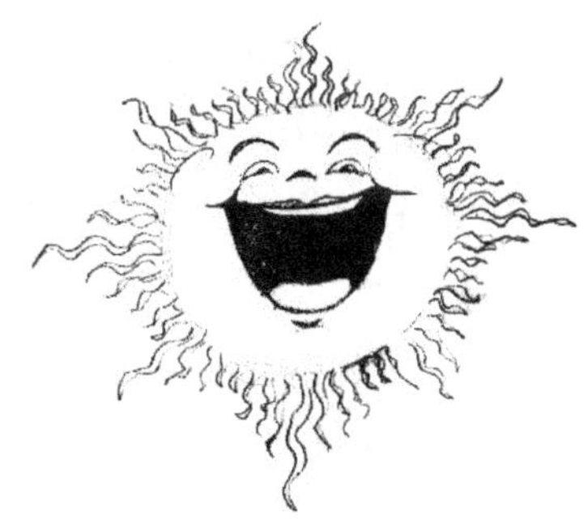

Risata del Caleidoscopio : Guardate attraverso un caleidoscopio, giratelo, deliziati dai diversi colori e disegni. Condividete con gli altri.

Cambio del Pannolino : (Vedi: "**Pannolino**")

Risata del Cameriere Ubriaco : Siete diverse persone in un ristorante con camerieri che sono ubriachi. Divertitevi ridendo (non importa come) e lasciatevi andare.

    Variante : Una o poche persone sono i Camerieri Ubriachi, che camminano in giro vertiginosamente, versando bevande e cibo, etc. Gli altri sono avventori (clienti) molto divertiti e comprensivi. Potete mischiare i ruoli.

Risata del Candelabro :
Fate finta di
essere un
candelabro. Fate
prendere fuoco ai
capelli, poi alle
mani.
Infiammatevi ed
accendetevi reciprocamente.

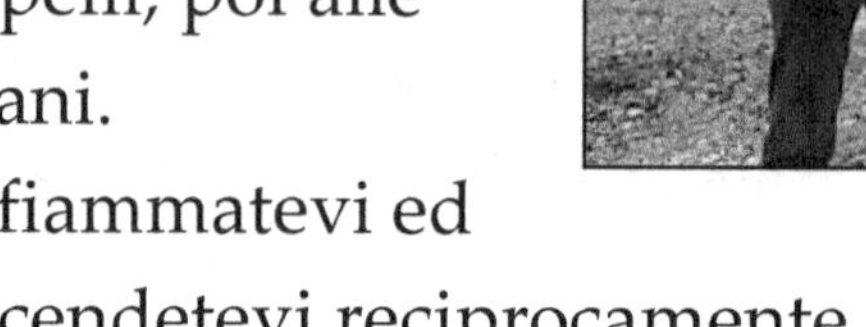

Cantando Sotto la Pioggia : Sta piovendo; ballate come Gene Kelly
nel celebre film. Aprite un ombrello, ballate il tip tap, oscillate
l'ombrello da un lato all'altro, saltate su un lampione, salite su e giù
dai marciapiedi, saltate nelle pozzanghere, fate finta di essere sotto
un getto d'acqua, date l'ombrello a qualcuno...

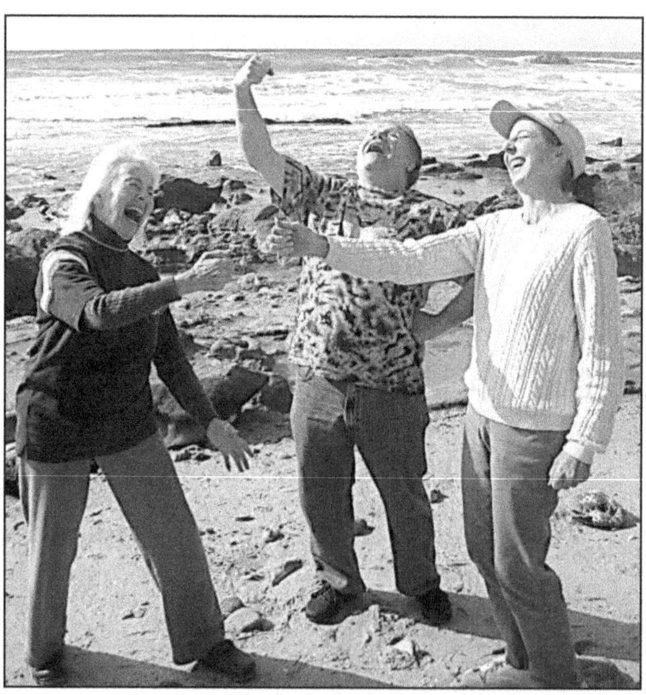

Risata della Canzone Potabile:
Ognuno canta
una canzone
diversa (parole in
gibberish),
sollevando i
bicchieri,
brindando,
ridendo e
bevendo.

Il Buon Giorno dei Capelli : Svegliarsi, guardarsi allo specchio - i capelli sono fantastici, come un mastro parrucchiere ci avesse lavorato per tutta la notte! Realizzare quanto state bene, vantatevi, godere dei bellissimi capelli degli altri.

Risata dei Capelli Strani (Pazzi) : Mostrate i vostri capelli spettinati e strani. "Riesci a credere a questa cosa?"

Risata della Canzone Potabile : Ognuno canta una canzone diversa (parole in gibberish), sollevando i bicchieri, brindando, ridendo e bevendo.

Cari Amici che Partono : (Vedi: "**Amici**")

A Corto di Carta Igienica : Seduti in un bagno pubblico, tirate il rotolo di carta igienica. Si è bloccato! Tirate una volta con il suono, "Huh"; tirate una seconda volta con "Eh". Tirate una terza volta e gira a vuoto, solo per scoprire che c'erano solo due fogli rimasti nel rotolo. Ridete di questa scoperta.

Risata del Castello di Sabbia : Siete un castello di sabbia - maestoso e ancora solido. Arrivano le onde e vi dissolvono. Che sollievo!

Cattivo-Cattivo con Gibberish : Parlando solo in gibberish, camminate in giro e "raccontate" agli altri alcune cose che avete fatto in cui siete stati "cattivi" (ridendo tutto il tempo).

Camminata di Charlie Chaplin :

Girate le gambe così che le punte dei piedi siano rivolte all'esterno. Camminate in giro

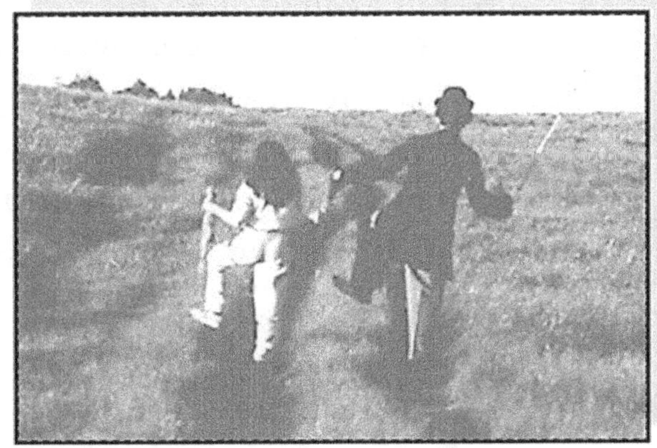

come Charlie Chaplin; fate roteare un bastone, piegate la testa da un lato all'altro, arricciate i baffi, alzate una gamba, etc.

Chi : (Vedi: "**Massagio** Chi")

Chiavi Smarrite : Finite un'escursione di tre miglia. Vi rendete conto che avete lasciato le chiavi all'inizio del percorso; dovete rifare tutta la strada indietro. "Oh bene - Ha ha ha!"

Chiromante (variazione)

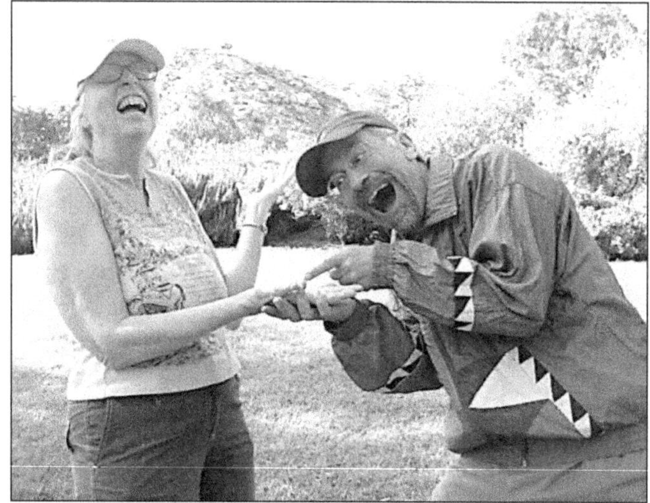

Lettore della Mano : Guardate la vostra mano e trovate la vostra linea della risata; mostratela agli altri; ridete a quello che vedete sul loro palmo.

Variazione : Quando toccate il palmo della mano di un'altra persona, entrambi ricevete una scossa elettrica di ilarità.

Guardare nella Sfera di Cristallo, chiedendo…? Quando vedete il vostro futuro, vi fa ridere. Condividete con gli altri.

Carte dei Tarocchi Date ogni carta e ridete; condividete.

Leggere **protuberanze sulla testa** di qualcuno.

Mente-collegamento psichico, spiriti in ascolto, qualsiasi lettura "psichica".

Batti il Cinque Ma lo Manchi : (Vedi: "**Batti**" il Cinque)

Ciotola di Risate : Tenere una ciotola e un cucchiaio immaginari. Mangiate i vostri fiocchi di risate e poi ridete. Hahahaha, "meno riempimento, ci si sente bene, brucia le calorie!"

Risata del Circo : Siete differenti personaggi del circo:

Trapezista, Domatore di Leoni, Leone, Funambolo (vedere la foto, come variazione sotto "Camminando su una Fune"), **Giocoliere, Elefante, Cani Addestrati, Soubrette, Pagliacci Pazzi**, etc.

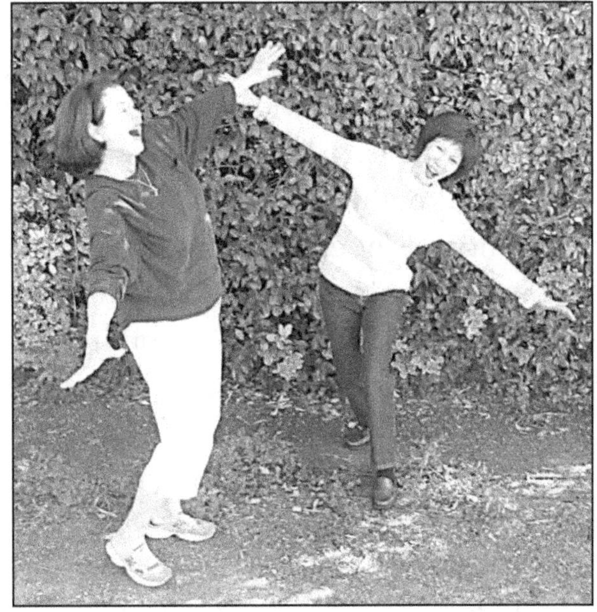

Versione 1 : Il Leader dice "azione", ognuno interpreta il ruolo. Fate due o tre personaggi differenti (da 10 a 20 secondi ognuno).

Versione 2 : A scelta del Partecipante: più azioni diverse si svolgono contemporaneamente. È un circo a dieci piste!

Risata del Cocktail Party : Formate gruppi di due e di tre; ridete con l'altro davanti a un drink immaginario, fate conversazioni in gibberish (scherzando-reagendo), versate le bevande, scusatevi. Mescolatevi con altri gruppi.

Risata Compassionevole : A volte chiamato "Piccoli Stress della Vita", "Ostilità Fluttuanti" o "Ha Ha Mantra". Un'avanzata pratica perché, diversamente dalla maggior parte degli esercizi di risate in questa collezione, si tratta di parlare in una lingua reale.

Una persona alla volta parla e condivide qualcosa che hanno percepito come un fastidio. Ad esempio: "Quando mi stavo preparando a partire per questo seminario, non riuscivo a trovare le chiavi della macchina." Quando hanno finito, seguendo il segnale del Leader, ognuno dà una risata dolce, lenta: "Ha, Ah, Ah, Ah, ha..." eseguita con compassione; un senso di "Oh, sì, ho anche io dimenticato delle cose..." È meglio se ogni persona può avere la possibilità di condividere.

Varianti :

"Piccolo" - Condividete cose minori, non importanti: "Ho dimenticato le scarpe", "Ho preso una multa per il parcheggio", "Qualcuno mi ha preso il posto in fila al supermercato…"

"Grande" è quello di condividere le cose più "cariche" (che sono comunque accolte con un compassionevole "Sì, anche io... Ah, Ah, Ah, Ah, ha... "risate) : "Mia moglie mi ha lasciato per un altro uomo", "Ho dichiarato fallimento oggi", " Stavo guidando, ha avuto un incidente e il mio passeggero era gravemente ferito... "

"Davvero grande" sono cose enormi, per cui la persona che parla forse non poteva effettivamente essere responsabile : "Pulci", "L'invenzione del denaro", "L'Inquisizione Spagnola", delle quali tutte vengono accolte con un compassionevole "Oh, sì, che succede... Ah, Ah, Ah, Ah, ha... "

Condividendo una Risata (Sbuffando) : Con un partner. Tentando di condividere una risata, una persona 'sbuffa.' Entrambe scoppiano a ridere ancora più forte. Ripetere; cercate di scambiare gli 'sbuffatori' se possibile.

Risata del Congelamento : È freddo fuori, tutti rabbrividiscono con risate. Soffiate "ho-ho-ho" sulle mani, schiaffeggiate le braccia con i palmi; scaldatevi l'un l'altro.

Risata dei Conigli Arrabbiati : Siete dei conigli, rubate carote e verdure, saltellate via mangiandole e tornate indietro per prenderne ancora.

Conta Le Tue Benedizioni : Tenere le mani, le dita

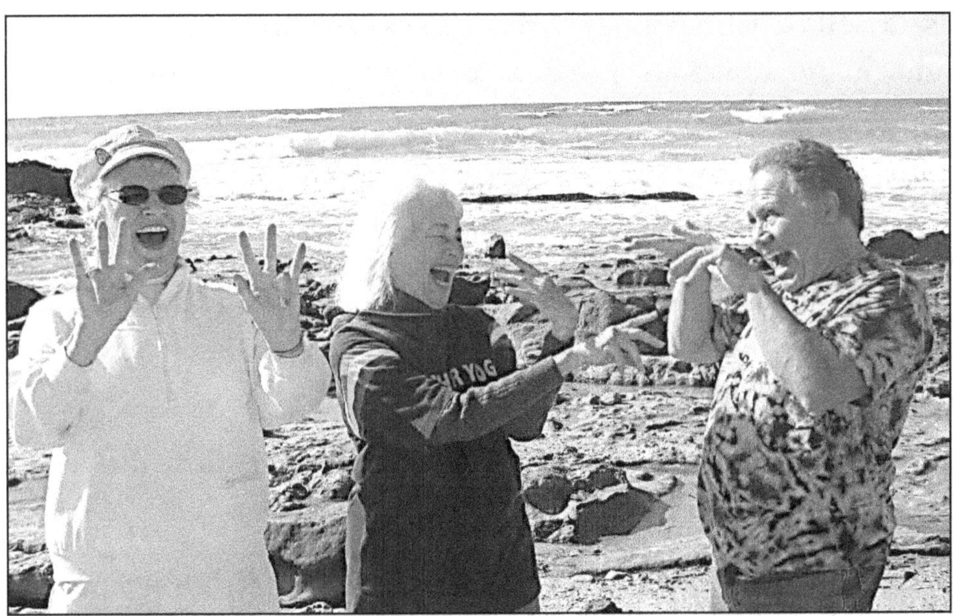

spalancate. Mentre piegate verso il basso lo stesso dito di ogni mano (entrambi mignoli, entrambi gli anulari, ecc.), ridere per tre o quattro secondi mentre pensate a una meravigliosa benedizione nella vostra vita: una persona, un luogo, una relazione, un oggetto; qualcosa che ti porta gioia e gratitudine. Dopo aver fatto tutte e cinque le dita, "Condividi le Tue Benedizioni" : Scuotete le dita di benedizione a tutti (e te). Seguire questo con gradiente risate o qualsiasi altro esercizio di mano.

Risata delle Parti del Corpo che Esplodono: (Vedi: "Esplodono")

Risata della Corsa dei Cavalli : Due gruppi. #1 = Cavalli da corsa, al cancello, desiderosi di partire. Preparatevi, quindi: Partire, scorrazzare ridendo! #2 = Spettatori, ansiosi per la partenza dei cavalli. Prepararsi, quindi: "Partiti!", tifando, stupiti, vincendo, festeggiando. Invertire i ruoli.

Risata della Costipazione : Accovacciatevi su un sedile immaginario; dimenatevi e sforzatevi per un po'... poi lasciate andare. Che sollievo!

Cubetto di Ghiaccio Lungo la Schiena : (Vedi: "**Ghiaccio**")

Risata dei Cuccioli che Litigano : Con un partner. Abbaiate, fate finte, inseguite. Scappate e tornate indietro. Rotolate insieme a terra e a volte rimanete solo distesi lì. **Variazione**: Essere un intero branco di cuccioli.

Braccio di Ferro di Due Cuccioli : Con un partner. Siete due cuccioli che giocano con una corda tra i denti.

Risata della Danza Classica Lenta : Come Isadora Duncan, movimenti di danza lenti, fermatevi quando il corpo forma un'immagine come quelle che si vedono sugli antichi vasi Greci.
        Variazione : Metà sono ballerini, metà sono un pubblico intellettuale ma riconoscente.

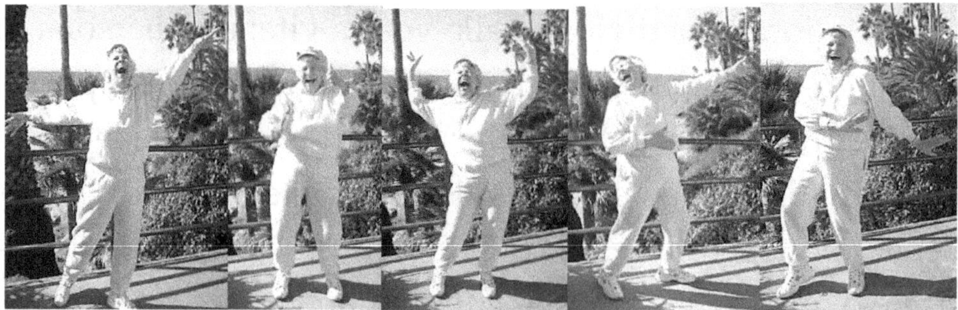

Danze Ognuno ride per più di 10 secondi mentre balla nello stile annunciato dal Leader:

Balletto	**Flamenco**	**Ballo Country**
Valzer	**Jitterbug**	**Danza del Ventre**
Tango	**Salsa**	**Hippie/Forma Libera**, etc.

Variazione : Ogni persona può scegliere il proprio stile di danza - si balleranno molti stili differenti allo stesso tempo.

Defibrillatore : Alcune persone sono Medici ridenti, altri sono Pazienti infelici. Il medico che ride mette un dispositivo defibrillatore al torace del paziente, e con una scossa ("Libera!") scoppia a ridere, hanno tutti i cuori pieni di gioia. Si scambiano i ruoli.

Risata del Denaro :
Ottenete un assegno enorme per insegnare lo Yoga della risata. Ridete quando lo ricevete, poi ridete durante tutto il tragitto verso la banca. Poi ridete mentre lo depositate. Ridete come guardate il registro del libretto degli assegni.

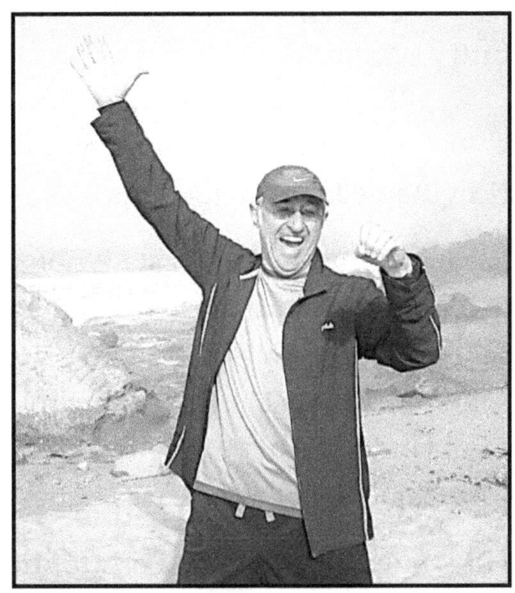

Risata del Dentista : Forate e tirate fuori il vostro dente.

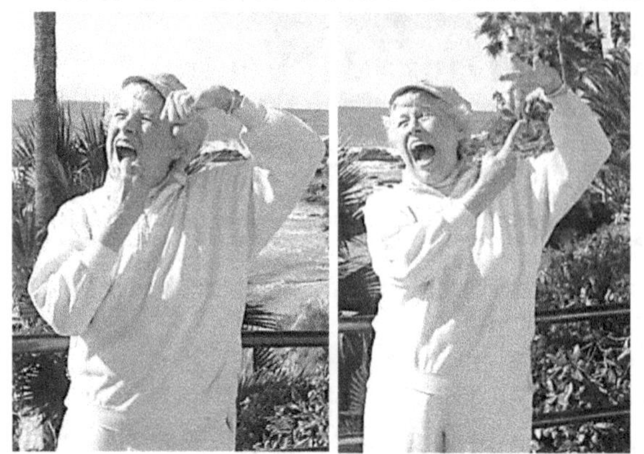

Tenete il dente estratto e ammirate il vostro lavoro. Sciacquare e ripetere.

Sequenza Andando dal Dentista (Vedere anche "Dentista") :
Nella sala d'attesa nervoso.

Un bambino esce dopo aver urlato di dolore, e quando se n'è andato, tutti gli altri ridono di sollievo.

Qualcuno viene fuori con il dente estratto in una ciotola; tutti lo ammirano.

"Non è stato così male!"

Pagare il conto (svuotamento delle tasche o firmando la ricevuta della carta di credito)

Risata Dentro la Tua Testa : Con un partner. Una persona guarda nell'orecchio di un'altra; trova roba (o nulla) e ride: "Ecco perché ' sei cosi ' come sei!'" L'altra persona ride con auto-accettazione ("Sì, sono proprio così!"). Invertite i ruoli. (Si può passeggiare cambiando partner e a volte essere quello che guarda e a volte essere quello nella cui testa si guarda.)

Ho Dimenticato il Mio Portafoglio/Borsa : Andate a fare shopping per abiti in un negozio/boutique alla moda, preparatevi a pagare: ho dimenticato la mia borsa/soldi!

La Battuta Finale del Dito : Un dito da un lato è un "Comico" che racconta barzellette in gibberish. Le dita dell'altra mano sono il "Pubblico" che ride e ondeggia alle battute del "Comico". Potete cambiare la mana o le dita, raccontando a voi stessi (alle vostre mani) barzellette e ridendo istericamente.

Variazione : Camminate in giro raccontando barzellette con le dita alle mani di altre persone, le dita delle quali ridono e ondeggiano in risposta. Scambiate i ruoli.

Risata Divertito : E labbra sono chiuse, le guance con un sorriso notevole; gli occhi si aprono solo un po', come se steste ricordando un episodio abbastanza divertente. Condividete ammiccamenti e sguardi d'intesa con gli altri.

Doccia di Risate (versione di gruppo) : Tutti sono in cerchio. Uno (o più) persone stanno al centro con gli occhi chiusi. Gli altri fanno un cerchio col pollice ed il medio con ogni mano e intrecciano il cerchio delle loro dita con il loro vicino ad ogni lato. Tutti fanno un passo indietro. Si chinano, e dicono "Aay..." mentre fanno un passo verso il centro alzando le braccia. Poi un passo indietro. Farlo tre volte. La quarta volta, dopo essere arrivati al centro, rilasciare le mani e ridere mentre le mani sono come l'acqua che cade dalla doccia (ma senza toccare) la persona/e al centro (da cinque a 15 secondi). Cambiare persona/e nel centro e ripetere.

Variante 1 (gruppo) : La quarta volta, le persone esterne picchiettano delicatamente la persona/e al centro.

Variante 2 (da soli) : Fare una doccia: girare il regolatore dell'acqua; entrare dentro ("Oh, è troppo fredda!" oppure "Ahh, così va bene…"); fare lo shampoo, insaponarsi il corpo, cantare canzoni in gibberish. Sciacquarsi. (Ci si può asciugare con l'asciugamano.)

Risata Libera dal Dolore : Individuate un dolore nel corpo. Avvolgetelo in un pacchetto, trafiggetelo con una freccia, scagliate la freccia lontano. **Varianti:**

Gettate via il pacchetto di dolore; o calciatelo lontano; o mettetelo nel secchio della spazzatura, etc.

Aspirapolvere, risucchiate via il dolore dal vostro corpo (e da quello degli altri). Mettete il sacchetto dell'aspirapolvere nel secchio della spazzatura (o calciatelo via).

Dite "Ciao"al Dolore, poi "Arrivederci", salutatelo con la mano come se lo mandaste in vacanza.

Il Dolore ha un colore; dipingete un quadro con esso. (Potete appendere il quadro per farlo ammirare, lasciarlo in una galleria, etc.)

Fare una doccia - lavare via il dolore.

"Rimproverare" il dolore (parlargli) in Gibberish. (Esempi: "Cattivo - cattivo" e "Come posso esserti di aiuto dolcezza?" etc.)

Domino: Tutti si dispongono in file di Domino (dite anticipatamente "Ha ha ha ha ha..."). Il Leader fa cadere il Domino #1 – tutti sono entusiasti e felici appena cadono gli altri Domino, tutto intorno a loro.

Variante : Tutti si dispongono in file di Domino tutto intorno. Il Leader fa cadere il primo domino – ma non funziona; nessuno dei altri domino cade. Tutti ridono: "Oh bene; e ' stato divertente provare!"

Dottor Jekyll e Mister Hyde (variazione sul "Milkshake") : Versate da una provetta ad un'altra, "Ayyy;" dalla seconda alla prima, "Ayyy;" poi curvatevi all'indietro e bevete. Primo turno : Diventare Dr. Jekyll; cerebrale, altezzoso, "ipocrita", arrogante. Secondo turno : Diventare Mr. Hyde, accovacciati come un uomo-bestia con un ringhio gutturale (come "Leone"). Terzo turno: Andare avanti e indietro più volte tra i due personaggi, cambiando istantaneamente.

"Dove sono i Miei Occhiali?" : (Vedere "Occhiali")

Draghi e Cavalieri : In due gruppi. Un gruppo sono i Draghi, l'altro i Cavalieri. I Draghi giocano con i cavalieri, bruciandoli con il loro respiro, chiacchierando tra di loro (in gibberish) su quanto sia divertente avere dei cavalieri con cui giocare. I Cavalieri si divertono ad essere "bruciati" sul di dietro, godendosi il tira e molla del gioco. Scambiate i ruoli.

Ecco il Sole : (Vedi "**Sole**")

Risata dell'Elefante :
Fate penzolare un braccio davanti alla testa. Sbuffate in alto acqua e spruzzate tutti gli altri. Prendete gli alberi con la proboscide e appoggiateli per terra. Siate spaventati dai topi.

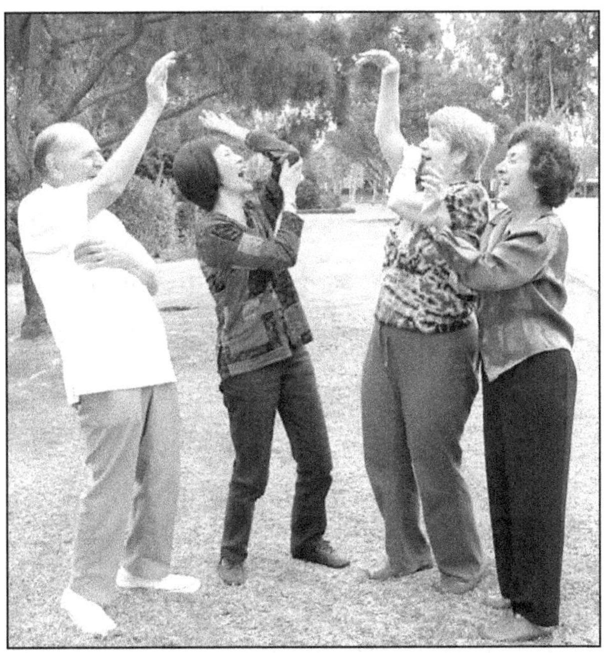

Risata della Proboscide dell'Elefante : Fate penzolare un braccio davanti la testa che è la vostra proboscide. Fate oscillare la vostra proboscide delicatamente da un lato all'altro mentre camminate con l'altro braccio dietro di voi (è la coda). Potete collegare le braccia ("proboscide alla coda") a formare una catena di elefanti.

Fare un Esame (Risata dell'Esame) : In ogni mano avete un mucchio di fogli d'esame. Prendere la pagina superiore da una pila; buttatela via sopra la spalla, Hah! Prendere la pagina iniziale dalla seconda pila; buttatela via sopra la spalla, Hahaha! Gettare entrambi mucchi di carte in aria; pestatele sul pavimento e festeggiate – niente più esami!

   Esame, Parte 2: Era una lezione in "Filosofia esistenziale". L'insegnante era così impressionato dalla la tua risposta "Senza-

risposta", avete preso una "A"! Gioite, congratulatevi l'un l'altro,
date cinque, ballate con gioia (come "Ho preso una A").

Risata delle Parti del Corpo che Esplodono : Parti differenti del
corpo "esplodono" in una risata. Dita; testa; piedi; natiche,
orecchie; stomaco; ascelle…

Risata dell'Età : Ridere nello stile in cui suonerebbe quando
avreste il doppio della vostra età attuale; la metà della vostra età
attuale; 10 anni più vecchio; o 20; o 30 anni più vecchio; 10 anni più
giovane; come un bambino; come un bambino appena nato.

Risata di E.T. : Siete un extraterrestre che atterra sulla terra e vede
ogni cosa per la prima volta; deliziato da tutto ciò che vede (e
prova, e annusa e ascolta…). Assicuratevi di toccare il cuore degli
altri.

Risata dell'Evoluzione : Siete un proto-anfibio; uscite
arrampicandovi dal brodo primordiale e fate il vostro primo
respiro. Wow!

Facce buffe : Muoversi e fare facce buffe con ogni persona (con un
buon contatto visivo) e cercando di non ridere. (Seguire con una
risata espressiva, in uscita come "Di Cuore" o "Un Metro".)

Fagioli Messicani Saltellanti : Tutto il vostro corpo saltella in giro.
I fagioli sono nel vostro stomaco – (la pancia) rimbalza intorno. Il
resto di voi è sorpreso e felice.

Fare-Yoga : (Vedi: "**Yoga**")

Farfalla che Emerge dal Bozzolo : Inizi piccolo in un bozzolo; covi.
Trasformati, spandete ed asciugate ed ammirate le vostre ali; e "ora
possiamo volare!".

**Farfalle nel vostro Accappatoio (una variazione sul "Formiche sui
vostri Pantaloni")** : Si indossa un accappatoio – riempito con le

farfalle! Sono leggeri, sensualmente solleticanti, sollevanti. Dopo che vi hanno fatto il solletico dentro il vostro accappatoio per pochi secondi, lasciatele libere! Aprite le vesti, rilasciatele; potete fare una Risata di Cuore come celebrazione della loro libertà.

Risata del Faro : Siete un faro, che irradia raggi di risate e produce suoni di sirena da nebbia. "Ho—-oh; haw—-aw."

Sequenza del Fattore in Primavera:

Guidate un Carro, conducendo un gruppo di cavalli alla prateria.

Spargete i Semi (cambiate braccia). Ripetete molte volte.

Annaffiate la Terra

Sentendo Il Sole Caldo, con le braccia ben aperte, giratevi e crogiolatevi.

Febbre da Fieno (Allergia al Polline) : Raccogliete il vostro fiore preferito. Portatelo al naso ed annusatelo, e starnutite: "Ha - ha - ha - haa-choo!" Ripetere diverse volte.

Fermata dell'Autobus : In fila. Una persona cerca di trattenersi dal ridere o dal sorridere; gli altri cercano di farla ridere. Scambiatevi i ruoli per diverse volte.

Sequenza del Festival Rock

Aspettando il Bus per la Spiaggia, parlare Gibberish, muoversi e salutarsi lentamente a vicenda per i postumi mattutini della sbornia; svegliare un amico che russa.

Frullato/bevande speciali (acqua minerale, bevande per lo sport, bevande energetiche...).

"Ho bisogno di andare in bagno!"

Seguire il Leader per passare il tempo.

Camminata ubriaca con un amico.

"Non ho soldi."

Il Commesso è ubriaco - Il venditore di birra (con una bottiglia grande sul retro) ha bevuto troppa birra; non riesce a vedere quando vi versa un bicchiere.

"Dov'è Nostro Figlio?" : Guardate l'orologio vicino alla testata del letto. Toccate con un dito il vostro partner su un lato. ("Nostro Figlio non è qui, vero?" Ha ha ha!)

Risata del Film Comico : Con un partner (o in due Gruppi). La Persona/gruppo # 1 trova il film molto divertente: grandi risate. Il #2 non è divertito: educato, fa una risata timida. Invertire i ruoli.

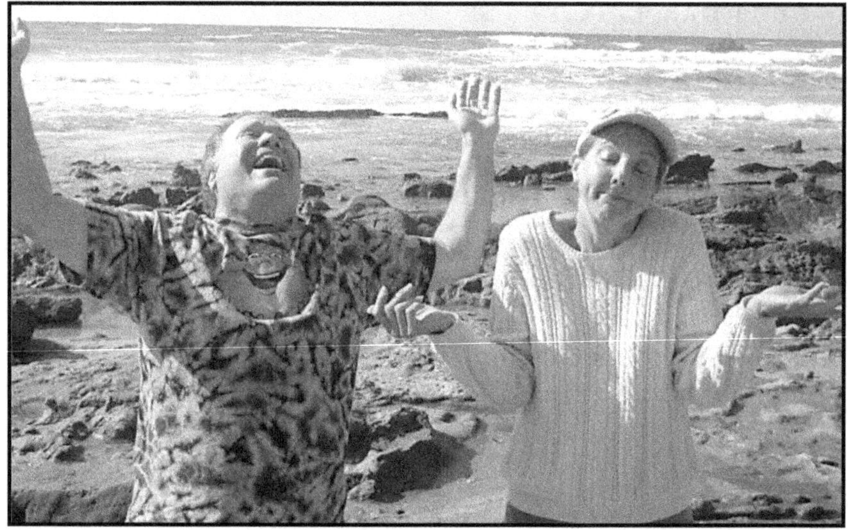

Variante : Con un partner. Oscillate tra il trovare il film istericamente divertente e a mala pena divertente. Cercate di cambiare ruolo insieme in modo che uno gruppo ride sempre molto mentre l'altro ride molto poco.

Camminare sul Filo del Rasoio : (Con Pubblico) Una persona cammina sulla corda mentre altri sono gli spettatori che fanno il tifo, ammirando, applaudendo. A turno, fate il funambolo. Ogni funambolo fa variazioni: camminare all'indietro, girare e voltare, cadere e volare via, portare un'altra persona sulla schiena, utilizzare un fascio di equilibrio, destreggiarsi, corsa in bici, ecc. (Vedi foto con "Risata del **Circo**")

Sequenza del Raccogliere i Fiori

Raccogliete un bouquet, **annusate** profondamente.

Lanciatelo dietro le vostre spalle.

Mostratelo agli altri. Quando annusano, ridono.

Lanciatelo ad altri (bouquet abbondante).

Variante : "**Arriva la Sposa**": Siate fiori ragazze/ragazzi, scorrazzando davanti alla sposa, lanciando fiori nell'aria. Una persona può essere la sposa, che passeggia serenamente - oppure piange/ridacchia nervosamente - nella parte posteriore del gruppo. Altri possono essere Il Padre - con o senza fucile, Lo Sposo nel panico, le Damigelle d'onore che ridacchiano/piangono, ecc.). (Vedi anche "Odorare i Fiori")

Cammina/Parla come una Foca : (Vedi "**Leone** Marino")

Risata delle Foglie d'Autunno : Attaccatevi ad un albero, arriva una brezza; uno ad uno cadiamo e fluttuiamo nel vento. Poi ci raduniamo insieme, e "Cadiamo Tutti!"

Forme nella Sabbia : Disegnare forme con i piedi nella sabbia (o sul tappeto, sul pavimento, etc.) "Che bello, quello che ho fatto!" Disegnare più forme. Aggiungere a e modificare forme altrui - va tutto bene! Camminate sulla vostra forma, molto soddisfatti; camminate sulle forme divertenti degli altri.

Risata della Formica nei Pantaloni : Correte intorno cercando di spazzare via le formiche dai vostri pantaloni (e da quelli degli altri), saltando e sobbalzando come se foste stati morsi terribilmente.

Freccette (Tirassegno, Lancio di Freccette) : In due gruppi. Gruppo 1 : Lanciatori di Dardi, mirando attentamente o tirando con gli occhi chiusi, "Un altro centro!" "Aww… Sono arrivato così vicino." Gruppo 2 : Gioco delle freccette, "Oooh, mi fai il solletico!" "Buon tiro, yay!" etc. (Questi sono dardi magnetici – nessun dolore!)

Frullatore : Bere il frullato; poi scuotete il corpo come se foste il frullatore.

Risata del Frutteto : Metà sono alberi da frutto, metà sono raccoglitori. "Ooh, fa il solletico!" "Gnam, questo è il frutto buono!" Invertire i ruoli.

Fuori dal Guscio : (Vedi: "**Uscire** Fuori dal Guscio")

Risata Fuori dal Naso : State bevendo del tè o del latte, ridete talmente tanto che vi sale su e vi esce dal naso.

Risata dei Gatti che Litigano : Con un partner. Ringhiate, sibilate, schiaffeggiate. Scappate e litigate con gli altri.

Risata del Gattino che Insegue una Farfalla : Dei Gattini inseguono una farfalla e sono molto concentrati, saltano, balzano, schiacciano, afferrano. Riposano, e poi - ricominciano!

Risata del Gelato : In una mano, tenere un cono con una grande pallina di gelato. Leccare il gelato più volte, ridendo come un bambino felice. Alla terza leccata, il gelato cade dal cono a terra. Ah ah ah! Con il cono, riprendere il gelato. Riprendere a leccare.

    Variante 1 : Il gelato vi cade sul braccio. Leccatelo.

    Variante 2 : Il gelato cade sulla pancia del vostro vicino… — - Ridete e basta! (Fine dell'esercizio!)

Genitore Orgoglioso (o "Bisogna Amarli!") (Sequel di "Ragazzino Incorreggibile") : Con un partner. Mentre una persona è il ragazzo "Cattivo", la loro controparte è il genitore raggiante, il cui il bambino non può sbagliare. "È mio figlio, e io lo/la amo, anche quando è cattivo" oppure "Oh, non è bravissimo? Amo solo te, tesoro'!" Agite fieri, vantatevi con gli altri genitori; adorando il ragazzo. Invertire i ruoli.

Cubetto di Ghiaccio Lungo la Schiena : Fate scivolare

un cubetto di ghiaccio ognuno sulla schiena dell'altro; diventate isterici, correte tutto intorno cercando di toglierlo, aiutate gli altri - oppure versatene di più. Scuotetevi - Vi sentite benissimo!

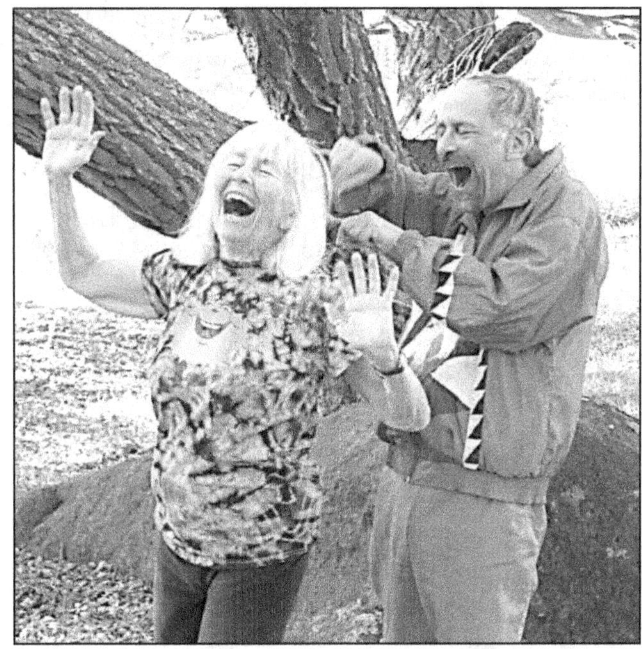

Risata del Giardinaggio : Spaccate il terreno con una zappa; scavate un buco con una pala; piantate un seme; versate dell'acqua. Siate la pianta/fiore che cresce.

Il Giro del Mondo : Tutti si affacciano in una direzione e fanno una Grande Risata (della durata di alcuni secondi). Poi girate intorno come se le vostre risate facessero tutto il giro intorno al mondo e vi colpissero dalla direzione opposta, colpendovi di fronte, e riempiendovi con ancora più gioia.

    Variante : Continuate a guardare nella direzione in cui avete mandato la Risata; quando torna indietro dal giro del mondo vi colpisce da dietro.

Contrazione di Glutei (Rafforzamento-pubococcigeo; migliora il controllo della vescica) : Utilizzate il ritmo "Ho, ho, ah ah-ha". Fare un pugno con ogni mano per ogni "Ho, ho", contrarre i muscoli dei glutei (stringete i glutei insieme) per "Ah-ah-ah."

Golf : Ridacchiare nervosamente mettendosi in posizione; ridere gentilmente mentre si fa pratica con i colpi; grande risata fragorosa quando colpite… guarda, guarda, guarda : Una Buca in un solo colpo!

Pestare una Gomma da Masticare : Il vostro piede è bloccato! Cercate di liberarlo; ruotate il piede bloccato; allungatelo - si riappiccica. Aiuto!

Gonna svolazzante : Avete una gonna lunga che svolazza e giocare con questa, oscillando nella brezza.

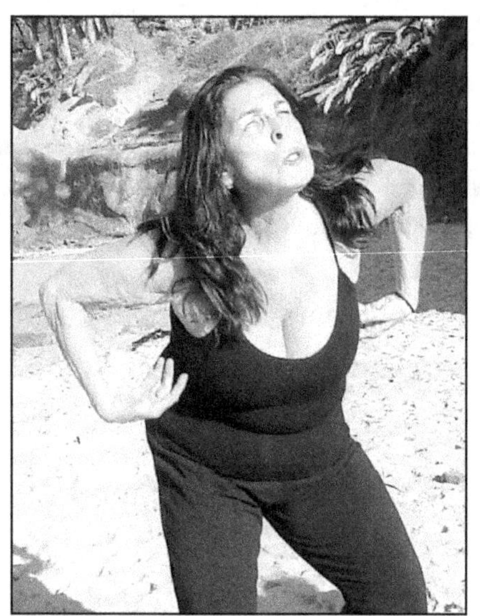

Risata del Gorilla : Scatenarsi come una scimmia: agitare le braccia, battere i pugni sul petto, raccogliere insetti dai capelli degli altri (che si mangiano, o si fanno mangiare a loro), sbucciare banane e mangiarle l'un l'altro.

Granchio : Fingete di essere un granchio di mare. Camminate velocemente di lato, fingete di sgranocchiare gli altri, fingete di dar loro pizzicotti rapidi che li fanno ridere con piacevole sorpresa. Potete essere granchi camminare di traverso, paguri nel loro guscio, un riccio di mare che si apre e si chiude, l'acqua che scorre dentro e fuori, etc.

Versione 1 : Ognuno fa la stessa creatura o elemento (come annunciato dal Leader).

Versione 2 : Ogni persona fa una creatura diversa.

Risata di Gratitudine : Iniziare con le mani sul cuore. Muoversi intorno, cambiare consapevolmente ciò che ci arriva davanti: un'altra persona, una macchia sul muro, la propria scarpa, una trave del soffitto, ecc... Salutare e aprendo le braccia, accogliendo nel nostro cuore con una risata grata. Continuare per molti elementi, tra cui persone, il loro abbigliamento, il luccichio nei loro occhi...

Risata del Guidare : Andate in giro come se steste guidando un auto o una motocicletta. Suonate il clacson, salutate, fate l'occhiolino, fate segnali con le braccia, magari un gentile sobbalzo...

Risata del Guru : Mettete una mano sulla testa come per dire : "Ho imparato dai miei errori, ha ha ha." Metti l'altra mano sopra la testa e sopra la prima mano, come per dire: "Imparare dagli errori altrui, ha ha ha." Camminate intorno entrando in contatto con gli altri, ammettendo la propria umiltà.

Uscire Fuori dal Guscio : Sei un uccellino, ripiegato all'interno di un uovo. Rompi il guscio e vieni fuori, felice di essere nato. Poi vola, gioioso e libero!

Hokey Pokey Gibberish : Ballare l'"Hokey Pokey", cantando tutti in gibberish.

Risata dell'Hula Hoop : Fate finta di far girare un Hula Hoop intorno alla vita (collo, gambe, braccia, lingua...).

"Tesoro, siamo Incinta!" : Dividersi in due gruppi (ciascuno con generi misti). Gruppo 1 : "Le madri" che dire marito (mimando, ridendo o in gibberish) che sono incinta. "Ha ha ha; sorpresa!" Gruppo 2 : "I Padri" che reagiscono alla notizia (con gioia,

disperatamente, con sollievo - qualunque cosa) ridendo. Invertire i
ruoli.

Indicazioni : Chiedete indicazioni; una persona indica una strada,
un altro ne indica un'altra... allontanatevi a piedi in maniera
confusa; continuate a chiedere ad altri.

Risata dell'Infermiera : Infilare aghi in persone finte. Avvolgere il
rilevatore della pressione arteriosa intorno a un braccio, pompare,
prendere il polso, e guardare l'orologio. Scrivere documenti.
Avere la schiena dolorante.

       Variante : Con un partner. Una persona è l'infermiera
(interpretata come sopra). L'altra è il paziente, che ride della sua
divertentissima infermiera. Scambiare i ruoli.

Inseguimento del Treno : (Vedi: "**Treno**")

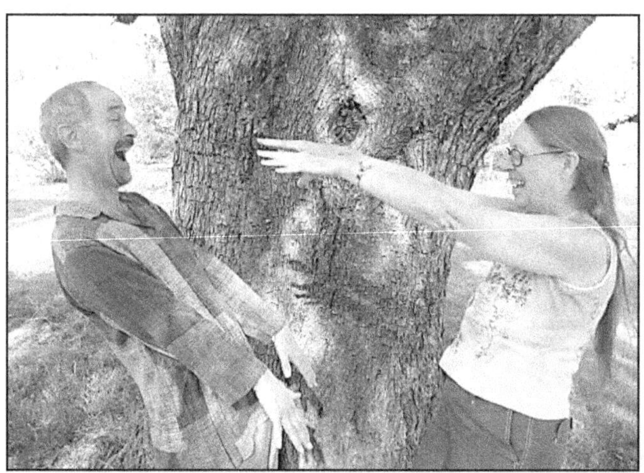

**Risata dell'
Ipnotismo** :
Oscillate (come
un pendolo) una
mano o un
braccio davanti
alla faccia (la
vostra, o di un
altro), prendendo
tutto molto sul serio. Quindi tutti scoppiano a ridere!
Potete ipnotizzare voi stessi; tentare di ipnotizzare uccelli
o animali nelle vicinanze, il sole, il muro; andare in giro
come uno zombie ipnotizzato.

Irrigatori :
Incrociare un braccio davanti al corpo e verso il lato opposto. Imitando uno spruzzatore di acqua, far rimbalzare il braccio e la mano su e giù a pochi pollici come attraversa davanti

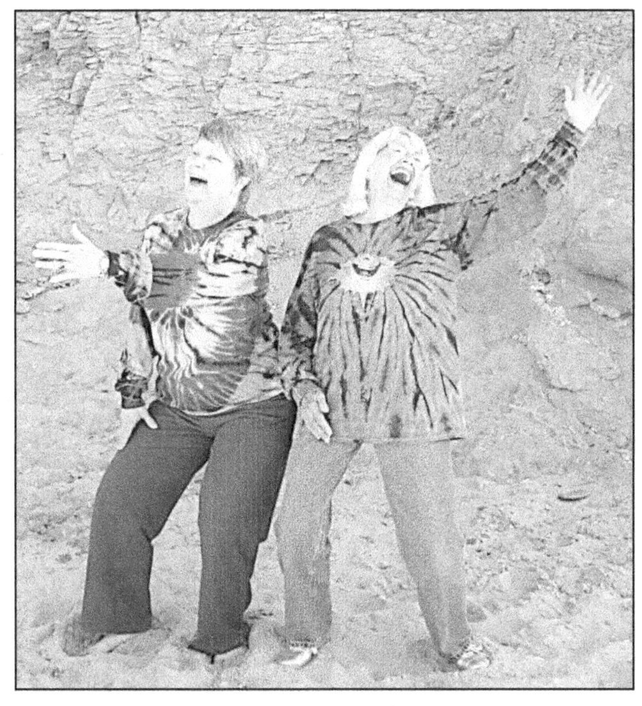

a te e a altro lato, dicendo "Ch-ch-ch-ch-ch-ch-ch..." Quando il braccio si trova nella sua piena estensione, portarlo indietro attraverso in un movimento fluido, facendo una risata che suona come uno stillicidio. 2. Ripetere con l'altro braccio. 3. Incrociare le braccia di fronte, fare il suono "ch - ch-" mentre sciogliete e aprite le braccia; ridere come le braccia si re-incrociano. 4. Iniziare con le braccia divaricate; "Ch-ch - ch-" quando arrivano al centro e poi si incrociano; ridete fermamente quando le braccia si aprono di nuovo. 5. Svitare il tubo dall'irrigatore; correte spruzzando gli altri con acqua di risate.

Correndo Attraverso gli Irrigatori : Divertitevi, fate giravolte mentre passate in mezzo a irrigatori/fontane d'acqua deliziosamente rinfrescanti. Fate finta che sia la prima volta che sperimentate questa situazione.

Risata della Morte di Isadora Duncan : La lunga sciarpa che avete intorno al collo viene catturata nelle ruote della vostra auto decappottabile; mentre soffocate ridete in maniera isterica, che modo ridicolo di andarsene.

Jeffrey che Beve L'Acqua : Semplicemente tenete in mano un bicchiere, ridendo. Lasciate passare il tempo (non bevendo realmente… beh, magari un sorso occasionalmente.)

Risata della Battaglia del Ketchup : (Vedi: "**Battaglia** de Ketchup")

Risata del Ketchup : Picchiate contro il fondo della finta bottiglia di ketchup (il ketchup all'interno è bloccato) : una volta ("Ha..."); due volte (ancora bloccato) ("Ha..."); poi si versa di colpo su tutto il panino; ridere per il casino irrecuperabile.

Risata dei Lacci delle Scarpe : Siete un bambino che ha allacciato le proprie scarpe, tutto da solo, per la prima volta nella sua vita. Felice, gioioso e orgoglioso; condividete con tutti intorno a voi. "Guarda, Guarda! L'ho fatto; Ce l'ho fatta!" Congratulatevi e siate felici per gli altri – ce l'hanno fatta anche loro!

Quello che Succede a Las Vegas : (Vedi: "**Vegas**")

Lasciate Risplendere la Vostra Luce : (Vedi "**Risplendere**")

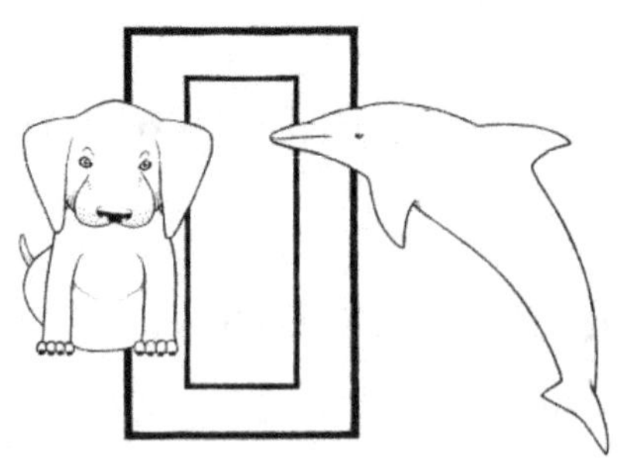

Risata del Latte di Mucca : Una persona si intreccia le dita con i pollici giù, facendo le mammelle della mucca. L'altra persona afferra i pollici della "mucca" e li tira delicatamente come se mungesse. Fa il solletico! Passeggiate, scambiate i ruoli e i partner.

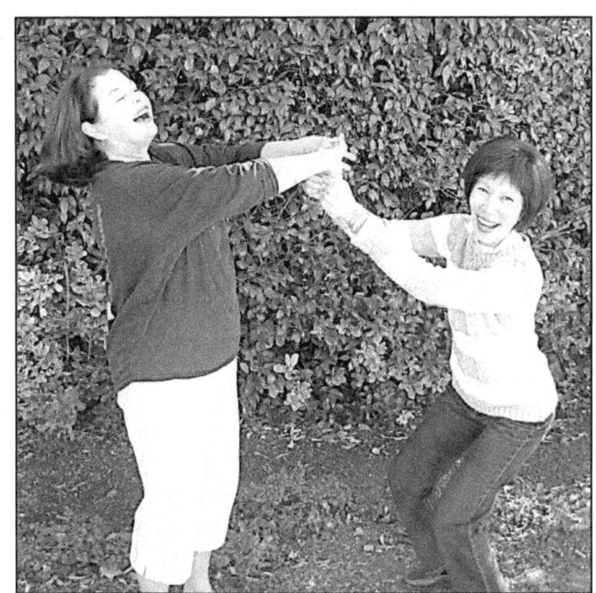

Lavare via : Dividersi in due gruppi. Primo gruppo: ogni persona ha una manichetta antincendio; secondo gruppo viene lavato e pulito. Invertire i ruoli.

Lavarsi i Capelli : Vi state lavando i capelli, poi: uh-oh, l'acqua si è fermata! Esclamate una imprecazione in gibberish ("Aww, orgle-cruk!"); ridete

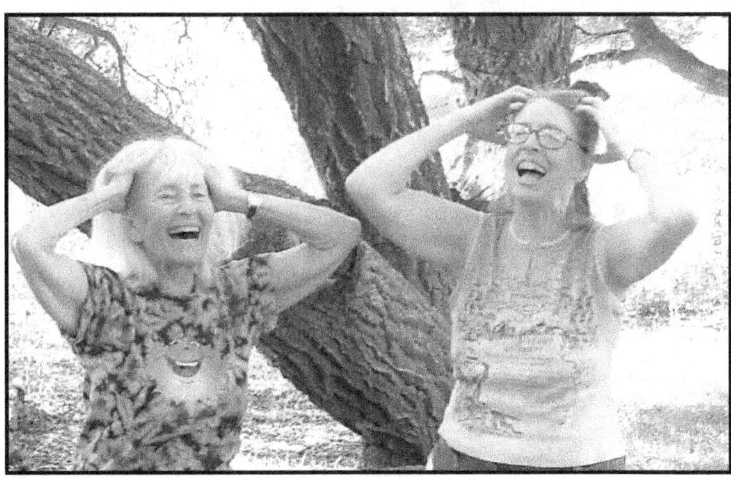

comunque. (Vedere anche "**Preparazioni** Mattutine")

Risata Leggera-come-una-Piuma : Siete una piuma che vola soffiata dal vento, o da un ventilatore. Risata leggera, ariosa. Potete salutare i vostri compagni piume mentre volano anche loro, unitevi a loro nella brezza.

Risata del Leone Marino : Mani e braccia lungo i fianchi, polsi flessi. Camminate a papera da un lato all'altro, gambe rigide, inclinate il corpo da un lato all'altro, sbattete le braccia sulle cosce mentre dite. "Ur, ur, urh?"

Lettura del Palmo della Mano : (Vedi: "**Chiromante**")

Risata Libera dal Dolore : (Vedi: "Libera dal **Dolore**")

Risata del Limbo, versione 1 : Ognuno fa il ballo del Limbo, inclinandosi all'indietro (o piegandosi in avanti) sotto numerosi pali del limbo. Imbrogliare è permesso!

Risata del Limbo, versione 2: Ogni persona fa il limbo, uno alla volta; altri due tengono il palo del limbo; tutti 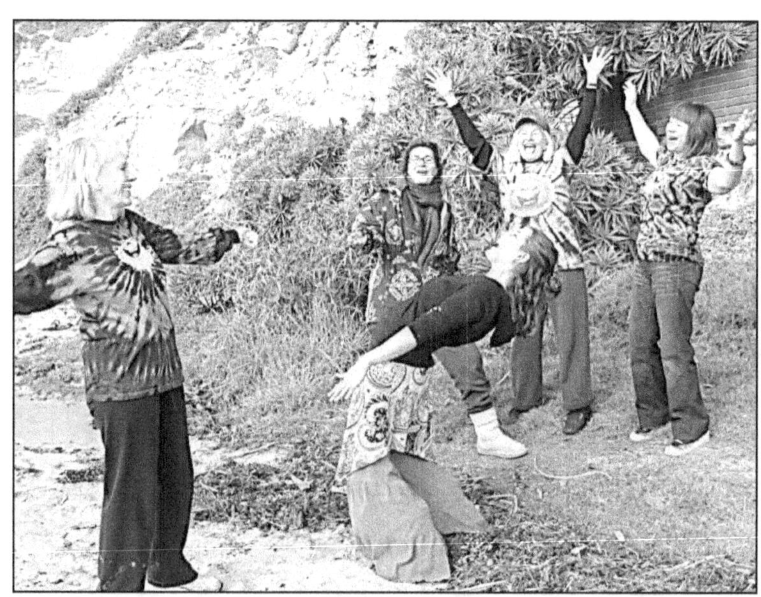 gli altri fanno il tifo. Imbrogliare è divertente!

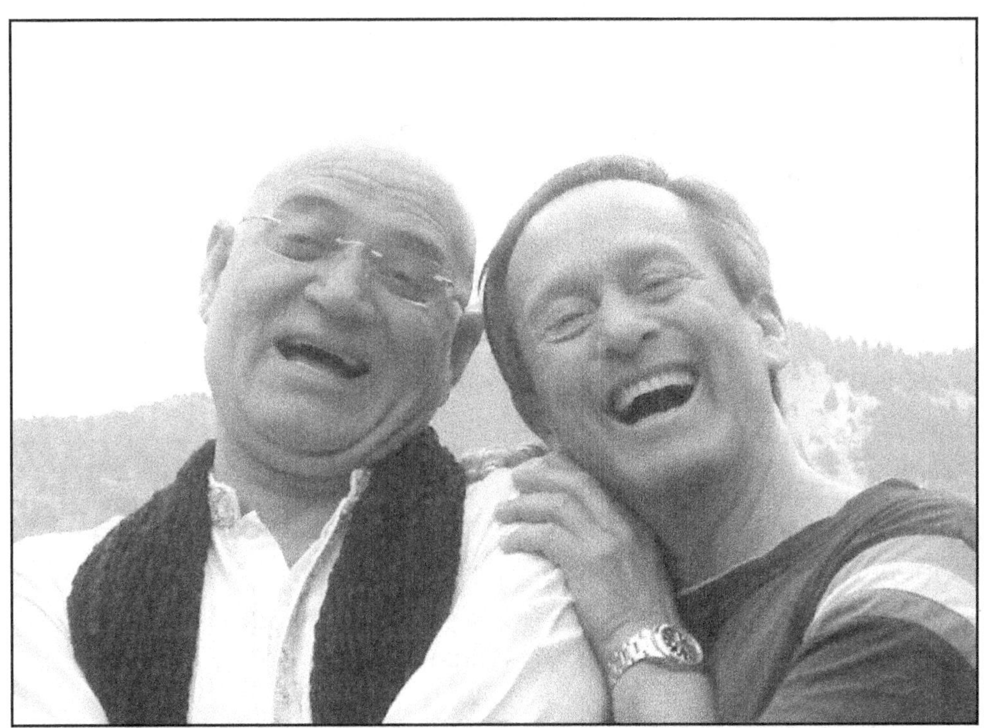

Compagni di Risate
Madan Kataria e Jeffrey Briar

Wilderswil, Svizzera

Maggio 2011

Maghi e Statue : In due gruppi. Un gruppo = sono

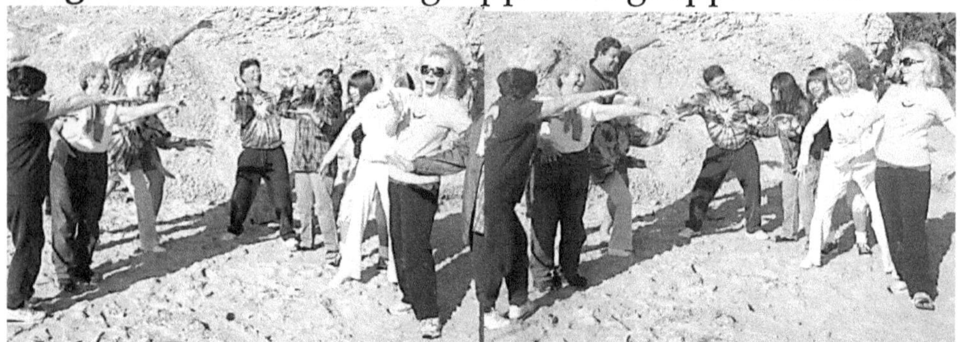

Statue ghiacciate che ridacchiano nervosamente, pronte
per prendere vita. L'altro gruppo = I Maghi. Azione : I
Maghi lanciano incantesimi in gibberish, agitano le
braccia verso le Statue. Le statue prendono vita e
festeggiano il potersi muovere. I maghi ridono con
soddisfazione, ammirano le Statue, si congratulano l'uno
con l'altro. Scambiare i ruoli.

Mago e Apprendista : Con un Partner. Il mago fa un incantesimo
in gibberish e agita le braccia; l'Apprendista si trasforma in
qualcosa (un rospo, scopa, bel principe, una strega ridacchiante – a
scelta dell'Apprendista). Il Mago è lieto. Invertire i ruoli.

Variante : In un gruppo. Una persona è il Mago, e dice "vi
trasformo tutti in…" (a scelta del Mago: parole gibberish, rospi,
alberi, pietre, acqua, fuoco, camion col rimorchio…). Ognuno
ridendo diventa quella cosa. Lasciate fare a più persone il turno del
Mago.

Risata Malvagia (Scienziato Pazzo) : Sfregatevi le mani in una
maniera convulsa e ridacchiate, in modo malevolo. "Bru-ha-ha-ha-
ha!"

M'Ama, Non m'Ama : Raccogliere petali di un fiore : "Ah ha ha,"
("Lui mi ama" - ridere); "Ah ha ha ha…" ("Non m'ama"- piango).

Ripetere tre o quattro volte; terminare con "lui mi ama, lui mi ama, mi ama!" ("Ah ha ha" tre volte) - e festeggiare!

Risata dei Mangiatori di Campioni Omaggio : Siete gente affamata che spazzola campioni gratuiti di cibo. "Sfamati alla fine!"

Risata Con Le Mani : Ridere mentre si aprono e chiudono le dita delle mani, come se le mani si stessero parlando a vicenda. Fare mani-a-faccia, e/o mani-a-mani. Camminare intorno e interagire con molte persone.

Risata della Mantide Religiosa : Con un partner. Uno è la femmina, uno è il maschio. Entrambi si muovono come fossero insetti; quindi la femmina "stacca a morsi la testa" del maschio, che muore ridendo. Invertire i ruoli.

Medusa : Muoversi al rallentatore come una medusa con risate profonde, basse, lente. Si possono "bruciare" gli altri. O piombare le braccia per volare via.

Meditazione della Risata - Variazione Bolle nel vostro Corpo (spesso fatto con i più esperti) : I partecipanti si siedono comodamente con entrambi i piedi sul pavimento, chiudete gli occhi e immaginate delle bevande gasate o bolle di champagne uscire attraverso i vostri piedi; piccole bollicine, che sono anche risatine. Il Leader dice: "Lasciate che le bolle salgano verso le vostre caviglie, i polpacci; e mentre salgono diventano più grandi e vi fanno ridere. Lasciate che le bolle di risate riempiano la vostra cintura pelvica, il vostro plesso solare," (più risate - quando sarete il leader deciderete per quella volta dove posizionare e l'intensità della risata) e si ritira e rifluisce naturalmente mentre progredite attraverso la gabbia toracica, attraverso le spalle, giù per le braccia fino ai gomiti; dai gomiti fino alla punta delle dita, torna su e giù per la spina dorsale e infine nella testa ed esce fuori dalla parte superiore del cranio, che scorre in un'area di circa due piedi tutto intorno al corpo." Parlate piuttosto rapidamente per catturare la loro attenzione tale che nessun pensiero esterno possa entrare nella mente del partecipante ed essi possano concentrarsi solo sulla loro esperienza di rilassamento. *(Consigli sul tema - Ipnosi da Dianne McNinch.)*

Sequenza Dudley Fa Tutto (Risata Melodrammatica)
Recitare ogni personaggio e ogni episodio :

    Eroina (ciglia fluttuanti, dolce, innocente, mano sulla fronte).

    Eroe (galante ed eroico, petto all'infuori, carattere spavaldo, mostra i muscoli).

    Cattivo (si arriccia i baffi, dispettoso, ficcanaso).

    Due Gruppi: **Eroina in pericolo** ("Oh, no!") e **il Cattivo** ("ho intenzione di legarti ai binari della ferrovia!"). Invertire i ruoli.

    Il Treno sulla Ferrovia ("Choo choo, Ah, Ah, whoo whoo") – accelerare.

    Cavalleria in soccorso! "Ta-ra, ta-ra!" (ma si perdono, quindi:)

    Arriva l'Eroe ("Yay!") trionfante. Il Cattivo ("Waah") deluso. Scambiate i ruoli.

    L'Eroe e l'Eroina Riuniti (Vittoriosi, grati "Ha, ha!") Si Abbracciano, festeggiano; camminano verso l'altare, salutano gli ospiti riuniti.

Un Metro Schnell! (conosciuto anche come "Risata di Un Metro Dopo Due Tazze di Caffè") : Eseguito molto rapidamente. Simile a "Risata di Un Metro." Passate dalle mani con le 'dita unite' al 'dito

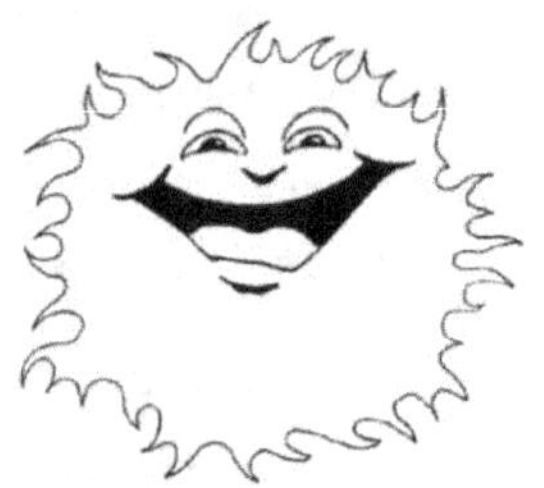

di una mano fino alla spalla'; quindi fatelo dall'altro lato; quindi separate le mani e portate entrambe le braccia sopra la testa. Ripetete molte volte (tutto eseguito molto velocemente).

Risata del "Mister" (Spray-Mister) : Avete una bottiglia di acqua finta con uno spruzzatore; spruzzare le risate su se stessi e sugli altri.

Misuratore di Autostima : In mano si tiene un metro di autostima. Se si gira la manopola verso il basso, si diventa seri e cupi - anche tristi (ridere tutto il tempo). Quando la si alza, ci si sente bene con se stessi e si diventa felici. Solo voi potete girarla in su (o in giù).

    Variazione 1 : Il misuratore è installato nel vostro corpo (voi scegliete dove petto, braccio, spalla, testa…). Voi lo girate in su o in giù.

    Variazione 2 : Lo girate in su e si "rompe" - ora, può andare solo verso l'alto - e in su su e su.

    Variazione 3 : Gli altri possono girare il tuo misuratore (o premere un bottone), e questo va solo su su e su - ogni persona che tocca il vostro Misuratore di Autostima (o Bottone) vi fa diventare sempre più felici e più felici e più soddisfatti e sicuri di voi stessi.

Molecole di Risatina : L'aria è piena di molecole di risatina. Fare un grande, grande respiro – trattenerlo un po' – poi rilasciare risatina-risata.

Risata dei Monaci Ridacchianti : Siete una fila di monaci che si recano ad una funzione. Iniziare con un lento canto gregoriano: "Ho, ho, ho ha-ha-a hee..." Ricordate qualcosa di divertente e iniziate a ridacchiare lentamente, gradualmente passate dal ridere sotto i baffi ad una risata grande e profonda.

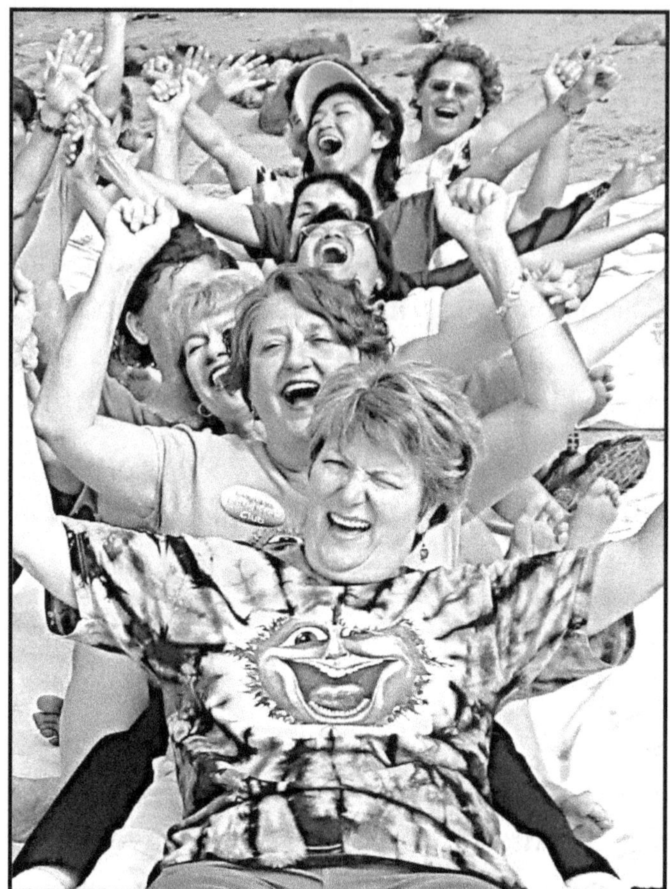

Montagne Russe : Uno accanto all'altro o seduti uno davanti all'altro, o con le mani unite. Testa su per la salita, appoggiarsi lateralmente negli angoli, inclinarsi all'indietro, alzare le mani per le discese; tornare al parco. Whew! (Si può seguire con "Upchuckle (vomitare), Circensi," oppure creare 'Luna Park-giostre a tema, luoghi, cibi, personaggi.)

Risata Monti Python : Fare "Camminate Sciocche" con espressioni serie.

Sequenza del Morire dal Ridere

Ridete Fino alla Morte : Risate grandi e lunghe, alla fine crollate a terra. Poi sdraiatevi fermi e tranquilli per pochi secondi. (Ci si può dividere in due gruppi per il seguente e cambiare i ruoli dopo la parte di "Reincarnazione"):

Gruppo 1 : Funerale di stato - Stando sdraiati, ridete alla commozione dalle persone intorno a voi.
(Mentre:)

Gruppo 2 : Circondato da Angeli - Essere angeli che suonano arpe e fluttuano/volano intorno, ridendo pacificamente e angelicamente.

Reincarnazione (Vedi anche **"Nascere"**) : Gruppo 1 : Dal grembo materno, nascete e gioire a scoprire la vita. Gruppo 2 : Battete le mani e festeggiate come vedete gli altri che nascono a nuova vita.

Risata della Morte di Isadora Duncan : (Vedi "**Isadora** Duncan")

Risata della Moviola (Rallentatore) : Muovetevi lentamente salutando e che agitando le mani, ridete con suono basso e profondo a rallentatore. Potete fare la versione di Moviola di qualsiasi attività : sport, danza, giochi, etc.

Risata della Moviola degli Sport (Rallentatore) : Fate a rallentatore : **Bowling, Calcio, Lancio dei pali telefonici; Badminton**, etc.

Mucche Felici : Siete una mucca. Strizzate le vostre mammelle - fa solletico; schizzatevi del latte in faccia. Camminate intorno schizzandovi l'un l'altro. (Vedi "**Latte** di Mucca")

Piccoli Nani : C'è un'abbondanza di piccoli nani (elfi, gnomi), alti alcuni pollici. Fateli cadere nella camicia altrui sulla schiena (così come sulla vostra); vi solleticano come se si arrampicassero all'interno dei vostri vestiti.

Nascere : Siete un bambino, stipato all'interno del grembo materno. Poi uscite, e celebrate e deliziatevi di ogni singola cosa che viene alla vostra consapevolezza: la luce del sole, il vento, il proprio respiro, le impronte digitali, le altre persone - ogni singola cosa! Tutto è incredibile.

   Variante : In gruppi. Una (o più) persone sono quelli che sono nati. Gli altri sono assistenti al parto, gli amici e la famiglia, che applaudono e gioiscono, accogliendo i bambini appena nati. Invertire i ruoli.

Esercizi a tema Natalizio

   Risata del Preso Sotto il vischio. "Oops! Ora dobbiamo darci un bacio…" Fate solo finta, sulla guancia ("Sono venuto qui apposta …").

   Decorare l'albero : Mettete palle, ghirlande, etc su un albero; i regali sotto, attaccate le luci, etc **Variazione:** Uno (o più) persone stanno nel mezzo - loro "sono" l'albero. Gli altri li decorano (come sopra), collegate il cavo elettrico, ammirate la loro opera.

   Apertura dei Regali : Rimuovete un oggetto invisibile dalla sua carta da regalo con gioia - "È proprio quello che volevo!" Condividete con gli altri. **Variante** : Ognuno apre i propri doni al tempo stesso : un vortice di apertura di regali.

   Risata del Regalo non così Grande : Agitate il dito come in "**Cattivo-cattivo**"; "Forse non ho avuto molto, ma ne valeva la pena! Non ho bisogno di una cosa materiale per celebrare e ridere."

   Occhiali della Gratitudine : Utilizzate le dita per circondare gli occhi (come gli occhiali 3-D) : la vostra visione si trasforma! Notate bellissimi dettagli di tutto e tutti; camminate con gioia e gratitudine.

   Forma di Gelatina Verde : Ognuno si agita e ridacchia.

   Fare una Piccola Chiacchierata (in Gibberish) : Siete tutti ad una festa di natale parlando gli uni con gli altri, chiacchierando e ridendo in gibberish.

   Babbo Natale : (Vedere "Risata di **Babbo** Natale")

Dare Regali Timidamente : Avete 6 anni; avete fatto un piccolo biglietto o un regalo per qualcuno per il quale avete segretamente una cotta. Girovagate distogliendo lo sguardo, cercando di essere invisibile, tentate di infilare il vostro regalo nella tasca del vostro amico - a volte il ridacchiare non può essere contenuto. Potete scappare; vi fermano catturando il vostro sguardo e ridendo perché hanno un piccolo regalo per voi in tasca!

Cantare canzoni tradizionali con risate e parole : "Decora la sala con rami di agrifoglio, 'Ha ha ha ha ha, ha ha, ha, ha!'" "Jingle Bells", "Rudolph la Renna dal Naso Rosso".

Russare dopo il Pasto : Inspirate russando, espirate ridendo.

Papera Ripiena : Incontrare qualcuno, tirar fuori la pancia e camminate come un pinguino verso di loro. Scontratevi con le pance e rimbalzate indietro ridendo.

Variante : Divertirsi lasciandosi andare insieme, mentre vi servite a vicenda la seconda porzione dei vostri cibi preferiti, poi alzatevi dal tavolo facendo il pinguino e urtatevi con la pancia mentre vi prendete i regali a vicenda.

Mescolare la Zuppa : Ognuno faccia finta di una grande pentola piena di zuppa davanti a sé e la mescoli con un cucchiaio gigante. (Vedere "Fare la **Zuppa**" per la foto.)

Risata della Troppa Torta di Zucca (vedere "**Vomitare**").

- - - - - -   - - - - - -   - - - - - -   - - - - - -   - - - - - -   - - - - - - -

Risata dell Navicella Spaziale : State guidando (curvando) attraverso lo spazio; le cose vi sfrecciano acanto molto velocemente e tutto sembra divertente!

Nazioni Unite : Ogni persona parla gibberish e ride nello stile di una lingua straniera (che in realtà non parlano) : "Fate finta in Cinese". "in Italiano", o altro, usando molti gesti delle mani, inchinandovi, etc.

Versione 1 : Il Leader dimostra una lingua- risata; tutti camminano intorno parlando/ridendo con gli altri nella stessa lingua. Ripetete l'operazione con tre o più "lingue".

Versione 2 : Ognuno sceglie la sua lingua gibberish preferita (o più di una), e tutti camminano parlando/ridendo in gibberish in tutte le lingue.

Risata della Ninna Nanna : Sdraiati sulla schiena. Oscillate con la testa da una parte all'altra, ridendo delicatamente. Fate un grande respiro come si raddrizza la testa; quindi rilassatevi, la testa immobile e sentire le sensazioni del tornare indietro ad equilibrio e tranquillità.

Ridere di Noi Stessi (Sollevate uno Specchio) : Ogni persona va da un'altra con la mano sollevata, il palmo piatto, come se si tenesse in mano uno specchio, mettendoselo davanti a vicenda - come se per dire, "Questo è quello che sei". Quando ci si guarda allo specchio si noterà che si è molto divertenti.

Risata del Non si può Parlare (Ridere Troppo per poter Parlare) : Ognuno sta ridendo così forte che, anche se si sta cercando di parlare con gli altri, che non può pronunciare nemmeno una parola. Utilizzare il linguaggio del corpo per indicare che si desidera parlare, ma semplicemente non ci riuscite; si sta crollando dal troppo ridere. "Mi dispiace, proprio - non posso - ah ah ah ah ah!" Camminate in giro e interagite con molti altri (i quali sembrano ugualmente non in grado di parlare, anche se cercano di farlo - ma stanno ridendo troppo forte).

Risata della Nuvola : Siete una grossa nuvola soffice che vaga. Potete scontrarvi con gli altri facendo tonanti risate. Fate piovere risate, dando al mondo una pioggia di felicità.

Risata ad Occhi Chiusi : (Richiede un gruppo di persone a proprio agio con il contatto fisico.) Chiudete gli occhi e girovagate con accortezza. Ridete delicatamente, poi felici quando toccate qualcuno.

Ecco i Tuoi Occhiali! : Metà del gruppo sta cercando ovunque i suoi occhiali (risata nervosa). L'altra metà inizia a ridacchiare (quattro secondi): "Credo

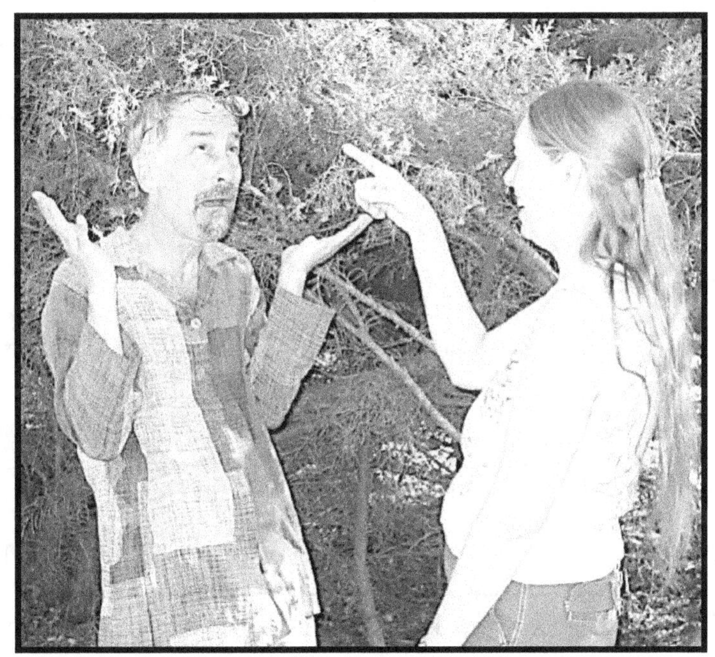

di sapere come trovarli..." Poi: "Eccoli, proprio sulla tua testa!" Tutti ridono (i cercatori: "Che sciocco!" Gli altri: "Non è strana la vita? Anch'io ho perso le cose nella mia vita..."). Invertire i ruoli. (Vedi variante sotto "Ho Trovato i Miei Occhiali")

Risata del Ho Trovato i Miei Occhiali : Avete perso gli occhiali. Guardate e guardate, cercandoli dappertutto – e eccoli qui! Erano lì sulla vostra fronte! Ridete e condividete con gli altri. (Vedi foto con "Ecco i Tuoi **Occhiali!**")

Variante : In due gruppi. Metà stanno cercando i loro occhiali, l'altra metà glieli indicano sulle loro teste.

Risata dell'Ombelico : "Ti mostrerò il tuo, se mi mostrerai il mio!" Indicatelo e poi ridete - non c'è bisogno che vi alziate la maglietta.

Onda dell'Oceano : Andate verso l'orizzonte del mare (o lago). Prendete un'onda e ridete insieme a questa. Crescendo insieme all'onda; e scoppiando a ridere quando si infrange.

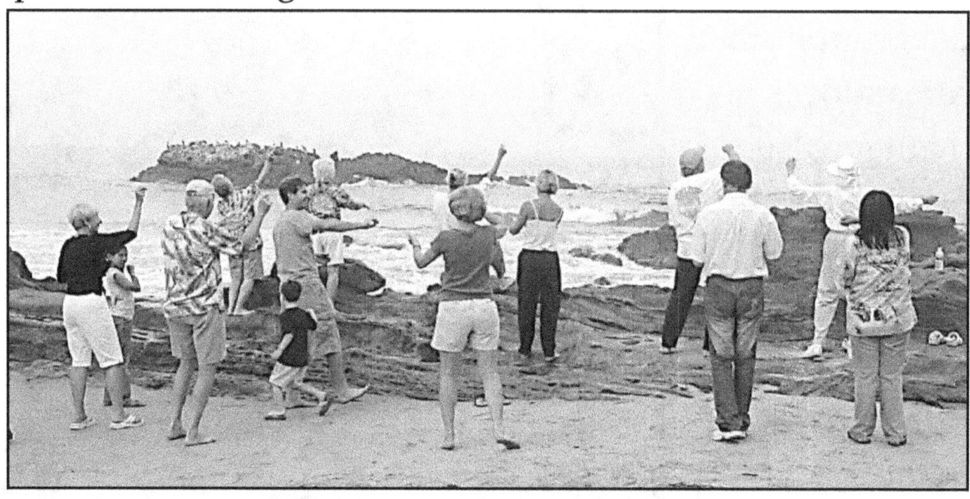

Onda (Risata dell'Onda) : Formare un cerchio . Il gruppo è un'onda, che si forma e si infrange. Stringere le mani, in picchiata verso il centro, sollevare le braccia verso l'alto e lasciare che l'onda si rompa con abbondanti risate. Ripetere l'operazione. (Vedi anche "Onda dell'Oceano").

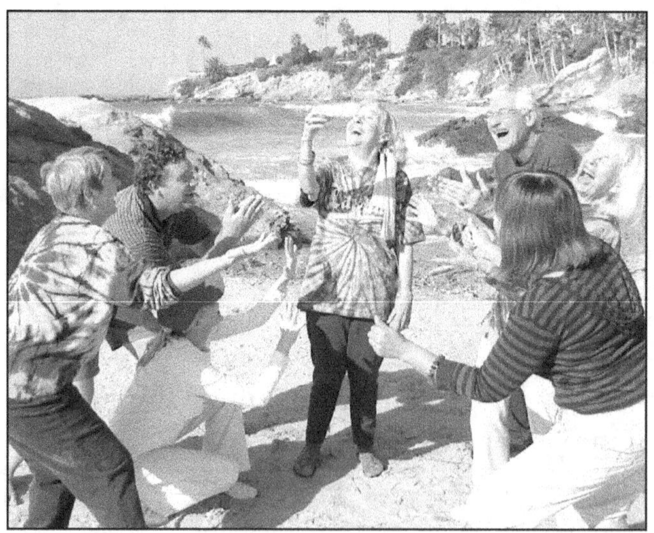

Notte degli Oscar : Una persona riceve un premio, esprimendo gratitudine, sorpresa, sollievo, umiltà, orgoglio, ecc. Gli altri

stanno applaudendo il loro amico per la gioiosa sorpresa:
"Evviva, hai vinto!" Lasciate che diverse persone siano il
destinatario del premio.

Busta Paga : Aprite una lettera; dice che avete avuto un aumento!
Mostrate la vostra novità, uno stipendio più alto! (Vedere
"Denaro", "Jackpot".)

Sul Palcoscenico Rock : Salite sul palcoscenico con la vostra band.
Pollici in su: "Oooo-kay!"

Risata del Palloncino 1 : Gonfiate un palloncino immaginario con
le risate e poi fatele uscire velocemente, agitando il vostro corpo e
svolazzando in giro
come un palloncino che
si sgonfia.

**Risata del
Palloncino 2** :
Gonfiate un
palloncino; sempre
più grande, più
grande… scoppia, e
tutti quanti ridono
con sollievo.

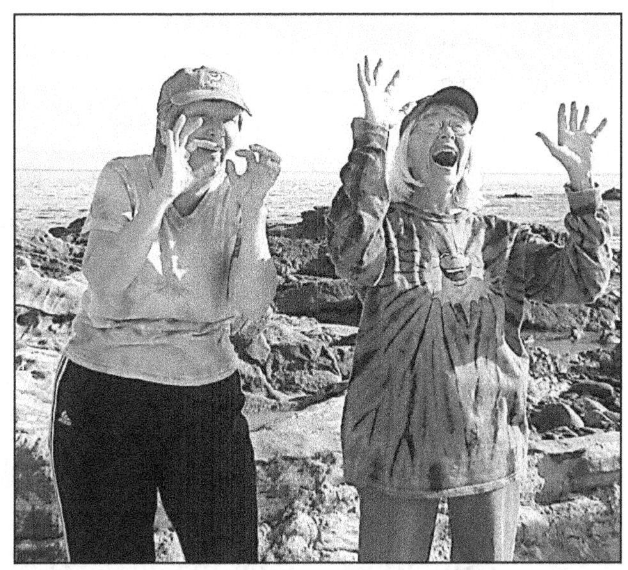

Risata del Palloncino che Scoppia : Cercate di far scoppiare
i palloncini immaginari degli altri, che possono essere attaccati alle
vostre caviglie, polsi, petto, sedere, naso…

Lettura del Palmo della Mano : (Vedi: **"Chiromante"**)

Cambio del Pannolino : Siete nel bel mezzo del cambio del pannolino di un neonato, ad un tratto scappa fuori altro sporco. "Hahahahaha" - lo cambiate di nuovo!

Risata del Pappagallo : Atteggiatevi, inclinate la testa da un lato e poi dall'altro, guardate incuriositi, chiedete: "Vuoi un cracker?"

Paparazzi : Una (o più) persone sono "celebrità". Gli altri sono cacciatori di autografi, fotografi, paparazzi, fans; applaudire, chiedendo (in linguaggio incomprensibile) un'intervista, supplicando, lodando le "stelle", ecc.

Sequenza Paracadutismo Fate un'escursione di Paracadutismo.

Entrate in fila in un autobus, andate all'aeroporto (nervosi e/o preventivi).

Uscite dall'autobus, indossate il paracadute e l'attrezzatura e la tuta protettiva.

Entrate nell'aereo (ansiosi, eccitati).

Saltate giù - Wheeee! (elettrizzati, impauriti).

Radunatevi insieme per formare una stella.

Separatevi e volate da soli; **tirate la corda** di apertura; **dirigetevi** verso il basso, **atterrate e festeggiate**: siete **sopravvissuti.**

Sequenza dei Paramedici (al Festival Rock nel weekend)

Fate la **respirazione artificiale** ad una persona che ha fumato marijuana - rianimazione bocca a bocca, ahah lavoro di diaframma - infettatevi con gli effetti della marijuana ("fumati").

Il Supervisore telefona, vi verrà chiesto di fornire assistenza in caso di emergenza; ridete (Risata del Cellulare) perché siete fumati e chiedendo: "Perché mi inviate in pronto soccorso?"

Avete le allucinazioni i paramedici diventano: Leoni; scimmie; maiali; Tarzan…

Il Supervisore arriva, molto arrabbiato (discussione conosciuta come "Cattivo-Cattivo").

Il Supervisore ordina di non ridere così forte (Silenzioso).

Il Supervisore cerca di essere serio (ma non ci riesce).
Fate una bella doccia per tornare sobri.

Parata : Siate gli strumenti in una parata (tromboni, flauti,
clarinetti, tube, qualsiasi strumento), il tamburo maggiore conduce,
etc. Cantate canzoni in gibberish - e risate. (Vedere anche "Banda
- Banda Marciante".)

Parco giochi per bambini : Tutti insieme, il gruppo finge
di giocare in un parco giochi (il Leader dichiara che gioco,
un gioco alla volta). Fare tre-cinque giochi, ogni gioco da
10 a 20 secondi :

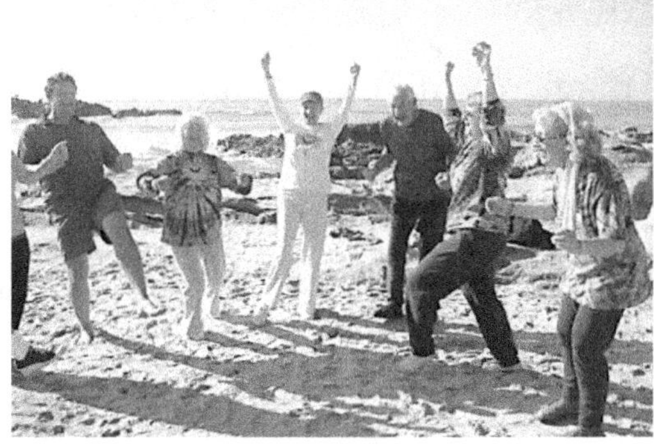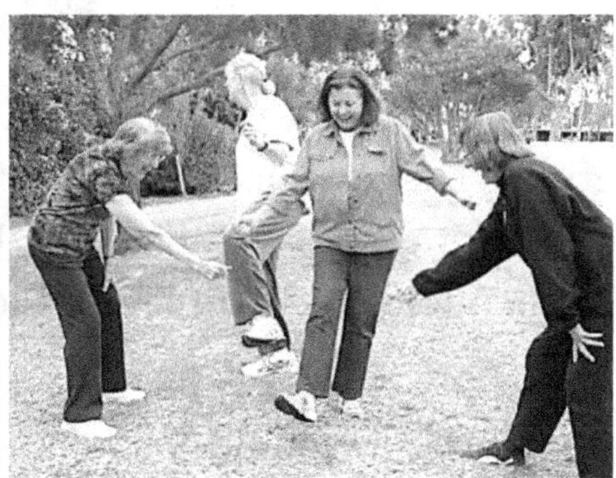

Dondolarsi sull'Altalena (nella foto sopra a
sinistra), **Salto della Corda** (in alto a destra**); Giocando
con la Palla** (e) (vedi sotto); **Basket; "Catch"; Hop
Scotch; Arrampicata sulle Barre di Scimmia; Giocare
con le biglie; Martinetti; Altalena** ("Nascondino", vedere
"Risata dell'**Altalena**"), o altri.

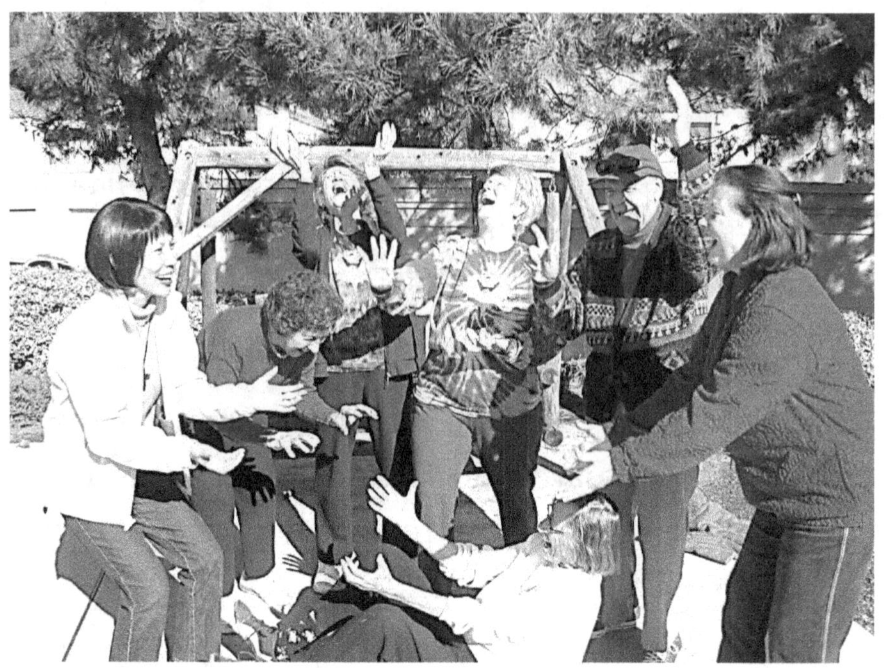

Variazione ("parco giochi" magico) : Il Leader dice al gruppo che con qualsiasi cosa vogliano giocare magicamente appare proprio davanti a loro solo pensiero. Ognuno fa i propri giochi (molti giochi differenti allo stesso tempo). Si può cambiare spesso.

Parco giochi/Ammirare : Dividersi in due gruppi. Gruppo #1 : I bambini che fanno giochi da parco giochi (altalene, far rimbalzare la palla, salto della corda, battimani ...). Gruppo #2 : I genitori ammiranti, che stravedono per i figli. Sottolineate le buffonate del vostro angioletto agli altri "genitori", salutate e sostenete il vostro piccolino, applaudite... Invertire i ruoli.

Risata delle Parti del Corpo che Esplodono : (Vedi: **Esplodono**)

Parto : Agire come se steste per partorire un bambino. Potrebbe essere molto facile: accosciatevi un po', e salta fuori! O con sforzo - ma sempre ridendo. Poi mostrate/condividete il bambino con l'altro. Potete scambiare i bambini, farli roteare, lanciarli come un pallone da calcio, fare loro il solletico, provare a mettergli un biberon in bocca, etc.

Patatine Buffe e Salsa Sciocca : Avete un grande mucchio di crocchette di patate e salsa dove immergerle. Mangiate, poi fate mangiare gli altri. Ha un sapore istericamente divertente – e così soddisfacente! Potete anche metterle sulla testa, in equilibrio sul naso, tirarle attraverso la stanza, penderle e mangiarle al volo...

Pavone (nessuna competizione - tutti i pavoni sono belli) : Pavoneggiatevi, genuinamente orgogliosi della vostra magnificenza, mostrando ed ammirando la vostra stessa bellezza. (Gli altri possono apprezzarvi; potete applaudire e celebrare gli altri.)

Risata della Pecora : Siate una pecora : Belate, lamentatevi, dormite, ruminate l'erba.

Pecore e Pastori : In due gruppi. Metà sono pecore, l'altra metà pastori. I pastori deviano e guidano la pecora. La pecora bela e piagnucola e viene solleticata. Scambiare i ruoli. (A seguire con "Facendo i Maglioni".)

Patatine Buffe e Salsa Sciocca : Avete un grande mucchio di crocchette di patate e salsa dove immergerle. Mangiate, poi fate mangiare gli altri. Ha un sapore istericamente divertente – e così soddisfacente! Potete anche metterle sulla testa, in equilibrio sul naso, tirarle attraverso la stanza, penderle e mangiarle al volo...

Persone che danno il Benvenuto In-sieme (richiede ai partecipanti di essere a proprio agio nel toccare un'altra persona) : Due persone si collegano come persone che danno il benvenuto; collegano un braccio con il braccio dell'altra persona (o si tengono le mani, magari mettono un braccio sulla spalla dell'altro, o etc.); con il braccio libero e la mano li agitano in segno di saluto (ad altre persone, animali, piante, l'ambiente, ecc.).

Pescando (Risata del Pescatore) : Lanciate vostra lenza; riavvolgetela; ripetete; al terzo tentativo: avete preso qualcosa! Riavvolgete (potete lottare) e condividete con gli altri: una balena, un pesce piccolo, un vecchio scarpone, uno squalo, un pezzo d'alga...

Pestare una Gomma da Masticare : Il vostro piede è bloccato! Cercate di liberarlo; ruotate il piede bloccato; allungatelo - si riappiccica. Aiuto!

Risata della Cacca di Piccione : I piccioni sono sopra la vostra testa. Cavolo! Ci hanno preso; Oh beh... Pulite la cacca immaginaria dalla testa e dai vestiti.

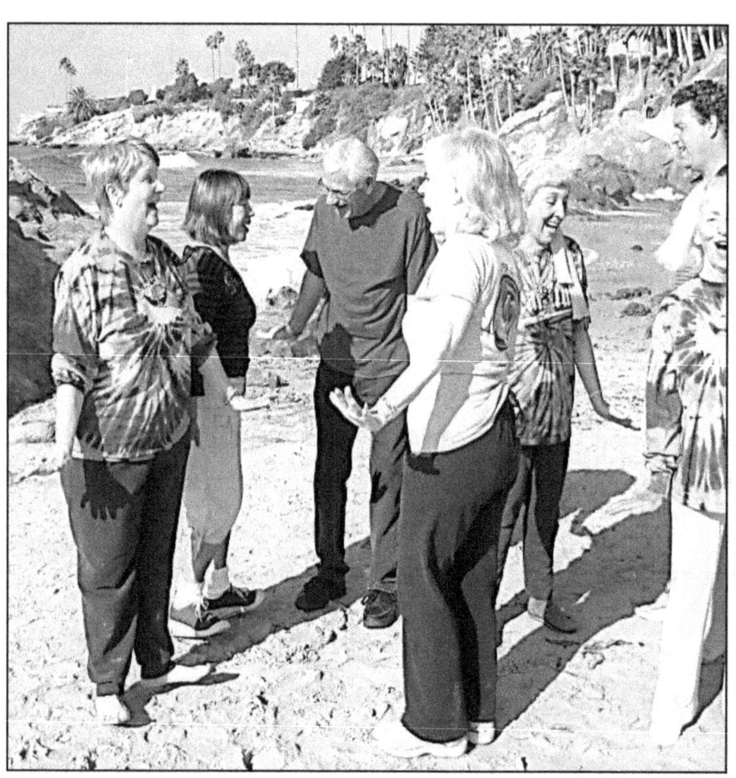

Risata dei Pinguini : Girate i piedi all'infuori, le mani lungo i fianchi (palmi rivolti verso terra). Camminate intorno come un pinguino, girate su un piede; potete seguire altri pinguini, scontrarvi con essi. Variazione: Saltate in mare, nuotate con grazia; poi ritornate alla spiaggia e inciampate goffamente.

Risata della Pipì : 'Devo andare! Aspettate per il bagno, incrociate le gambe ansiosamente, muovetevi con le ginocchia unite, ridete sommessamente, etc.

Risata del Pitone : Venire strangolati da un pitone gigante (si può essere digerito, anche... e solleticare il serpente dall'interno).

Variante : Essere il Pitone; aprire le mascelle così ampiamente da poter ingoiare un'altra persona. Buon appetito!

Pittori di Tele (Quadri) : Il mondo di fronte a voi è una tela gigante. Ognuno mima di dipingerla con "pennelli" e "vernici" di Risata :
utilizzare piccoli

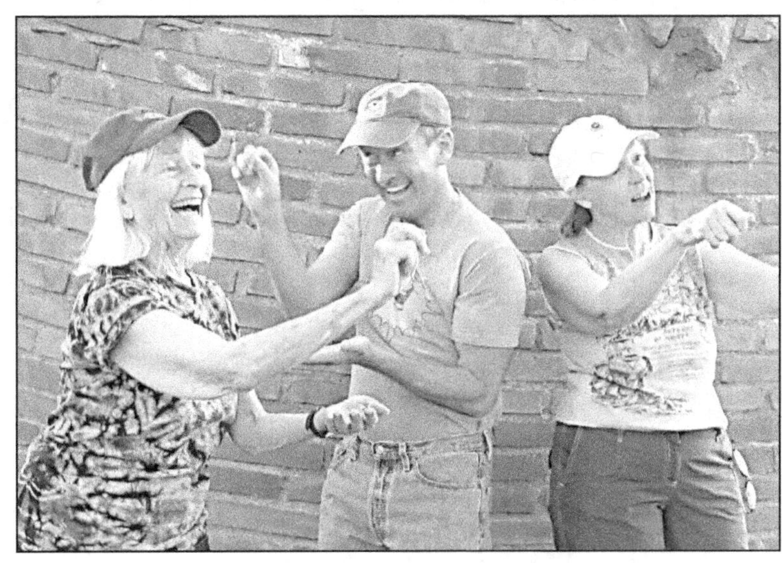

colpi (hee-hee-hee), grandi colpi (Ah, ah, ah ah!). Strizzate la vernice dal tubo e utilizzate le dita, utilizzate una bomboletta spray, etc.

Variante : Può anche giocosamente dipingersi l'un l'altro.

Polipo : Fluttuate, come con movimenti sott'acqua; siete un polipo – muovete braccia, gambe e altre braccia immaginarie. Spruzzate inchiostro per scappare via!

Risata del Pollo : Piegate le braccia come ali, sollevate una gamba; correte intorno, chiocciate (fate coccodè) e sbattete le ali. Fermatevi per beccare. Deponete un uovo.

La Pozione della Strega : Un calderone al centro, ognuno getta dentro cose strane (rospi, parti del corpo, erbe cattive - denominate in gibberish), ridacchiate con gioia, stupiti/solleticati dai contributi degli altri.

Pozza di Mare : Fingete di essere diverse creature di pozza di mare: granchio, anemoni, alghe, polpo, conchiglie, etc. (Vedi anche "Letto di Alghe").

Risata del Predicatore (Risata-Evangelista) : Una

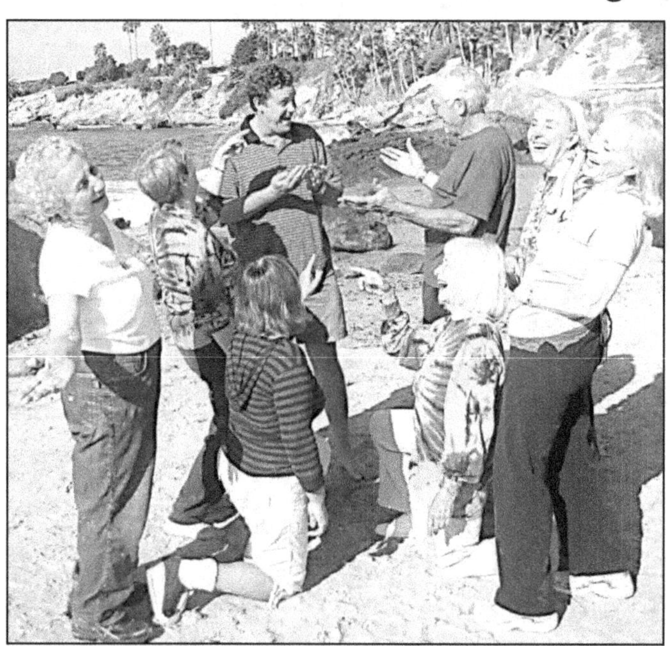

persona ride e pontifica (in linguaggio incomprensibile) sulle virtù della risata. Gli altri ridono fragorosamente, applaudono, dicono "Halleluyah" in gibberish, fanno cenni del capo a vicenda. Dopo dieci secondi, cambiare "Predicatore".

Risata delle Preparazioni Mattutine : Pettinare i capelli; ogni parte della testa ha un suono di risata diverso. Asciugare parti del corpo; ognuna ha un suono diverso.

Ho Preso una "A" (o Ho Avuto il Lavoro) : Aprire una lettera; avete avuto il lavoro che volevate (o il voto "A" in cui speravate)! Festeggiate, congratulatevi, saltate di gioia.

Prigioniero che Evade : Rannicchiatevi, muovetevi in giro come se steste cercando di capire se la via è libera… poi uscite fuori gioiosamente, "Sono scappato!"

Risata della Pulce : Fate finta che il vostro corpo sia coperto di pulci che vi mordono. Grattatevi dappertutto. Cercate di aiutare i vostri vicini pruriginosi.

Pulci di Sabbia : Saltate in giro come piccoli insetti; strillate e mordetevi a vicenda.

Fabbricare Pullover : Filare la lana della pecora in fili. Lavorarla a maglia. Indossateli e mostrateli. (Precedere con "Pecore e pastori".)

Quadriglia ("Do-Si-Do") : Mettersi in coppie. Inchinatevi a vicenda, "Allemanda destra, Allemanda sinistra," muovetevi intorno, interagite con gli altri; Battete le mani, schiaffeggiate le cosce, ridete e connettetevi con ciascun partner.

Risata dell'Incidente Stradale della Ragazza di O.C. (Orange County) : La ragazza di O.C. sta guidando, parlando (risate/gibberish) al telefono; l'auto sbatte contro un'altra auto, lei continua semplicemente a parlare al cellulare.

Risata della Ragazza di O.C. (Orange County) che Guida : Una mano sul volante, con l'altra mano si sta truccando, controllando che i denti non siano sporchi di rossetto nello specchietto retrovisore, parlando gibberish/ridendo al cellulare, etc.

Risate a Tema-Ragazzi

'Non voglio pulire la mia camera (richiede lo scavalcare molte cianfrusaglie).

È davvero ora di andare a letto?

(Vedere anche "Campo da gioco, Ricreazione/ Niente Ricreazione, Scuola, Ho preso "A", etc.)

Ragazzino Incorreggibile (Sequel di "Cattivo Cattivo") : Siete il ragazzino birbante davanti al quale stanno agitando il dito. Sorridete timidamente: "Sì, sono stato un po' cattivo – ma sono così amabile, mi devi voler bene lo stesso!" Scrollate le spalle, ridacchiate.

Genitore Orgoglioso (o "Bisogna Amarli!") (Sequel di "Ragazzino Incorreggibile") : Con un partner. Mentre una persona è il ragazzo "Cattivo", la loro controparte è il genitore raggiante, il cui il bambino non può sbagliare. "È mio figlio, e io lo/la amo, anche quando è cattivo" oppure "Oh, non è bravissimo? Amo solo te, tesoro'! " Agite fieri, vantatevi con gli altri genitori; adorando il ragazzo. Invertire i ruoli.

Risata del Ragioniere ("Risata CPA") : Tamburellate sulla calcolatrice; parlate con il telefono sulla spalla mentre fate altre cose con le mani. Scrivete le cose; inserite documenti in file, inserite i file negli schedari; tirate i file fuori dagli schedari.

Razzo Spaziale (molto popolare in Austria e in Germania) : Strofinate la mano destra sulla parte anteriore della maschera, "Aay...". Poi la mano sinistra, "Aay...". Ripetete ogni lato. Gli avambracci ruotano, più veloci e più veloci, mentre il suono del motore aumenta. Decollate - lanciate le braccia in alto mentre venite sparati nello spazio!

Ricreazione/Niente Ricreazione : Il Leader è il sorvegliante del cortile, che annuncia: "Va bene, bambini; è tempo dell'intervallo!" Tutti giocano energicamente per dieci secondi. Il Sorvegliante dice, "Stop! Fine dell'intervallo!" Gli altri piangono "Boo hoo" per cinque secondi. Sorvegliante: "Spiacente, errore mio: altre due ore di intervallo!" Gli altri festeggiano "Yay!" e giocano (da 20 secondi a diversi minuti).

Tema del Ringraziamento (festa americana chiamato "Thanksgiving")

Tagliare il Tacchino : State in piedi e lavorate quei coltelli da intaglio e forchette. Estraete il ripieno e mettetelo in un piatto. Poi tagliate quell'uccello; gettate i pezzi sui piatti da portata.

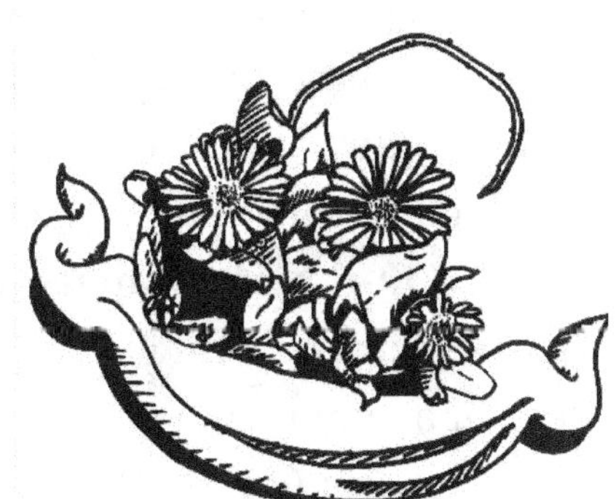

Respiro profondo : Vogliamo espandere quello stomaco per fare spazio per il grosso pasto che ci attende. Inspira attraverso il naso e poi giù per la pancia. Espirate attraverso la bocca con un sospiro profondo appagato.

Dolce : Sarà una torta di zucca con un sacco di panna montata. Spruzzate una irragionevole quantità di crema sulla torta; spruzzatene un po' sul dito e leccatelo. Spruzzatela in bocca ad alcuni, ridete con la bocca piena; trasformatevi in una frenesia spruzzante di panna montata.

Partita di Calcio : State guardando intensamente il Big Game in TV; piegatevi in avanti, da un lato all'altro per vedere le mosse, con risate nervose (simile a "Montagne Russe"); la squadra fa un touchdown! Alzate le braccia nella celebrazione; date il cinque quasi sfiorato.

Andatura del Tacchino Felice : Siete un tacchino felice che viveva con la famiglia vegetariana - impettito, inghiottendo e ridendo perché non hai intenzione di essere mangiato.

Caccia del Tacchino : Imitate Elmer Fudd in una giornata di caccia. Al suono della "Cavalcata delle Valchirie" (conosciuta anche come "Uccidere il Coniglio"), ma usando "Ha, Ah, ah ah", "Ho, ho, ho-ho." Camminate come se stesse cacciando, inseguendo la preda, girando rapidamente per puntare la pistola in direzioni diverse.

Chiacchierata Gioiosa intorno al Tavolo della Cena : Reagite alle divertenti storie in gibberish (senza senso) a tavola, annuendo a vicenda, passando piatti immaginari, servendo porzioni di cibo.

Allungamento Mattutino : Alzarsi molto presto per mettere quel tacchino al forno; abbiamo bisogno di allungarci prima. Allungarsi verso l'alto, di lato e verso il basso.

Oh-il Mio-Stomaco-Dolorante : Wow! Che ottimo pasto! Ma ora la pancia mi fa male. Camminate tenendovi lo stomaco e fare una risata gemendo.

Liscia Quella Pancia : Lisciatevi lo stomaco in attesa della buona cena vi godrete presto.

Purè di Patate : (In piedi o seduti.) Schiacciare una grande ciotola di patate con uno di quei schiacciapatate vecchio stile (frullini pre-elettrici). Sbarazzatevi di tutti quei grumi.

Risata Farcita : Come uno scoiattolo con le guance farcito di cibo. Fate una risata mormorata con le guance gonfie e le bocche chiuse.

Risata della Camminata del Tacchino : Il tacchino barcolla, inghiottendo, sbattendo le ali.

Risata del Bargiglio del Tacchino : (Quella cosa che pende sotto il mento è il "bargiglio" del tacchino.) Mettete la mano sotto il mento e scuotetela come il bargiglio di un tacchino; camminate, gorgogliate e ridete.

------------- ---------------- --------------

Molecole di Risatina : (Vedi: **Molecule**)

Lasciate Risplendere la Vostra Luce : In un primo momento coperti (come in "Risata Timida"), quindi aprite e brillate! fate un passo in avanti con orgoglio : i vostri capelli sono bellissimi, la vostra personalità è grande; Siete raggianti! (Simile al "Pavone".) Condividete il vostro splendore raggiante con gli altri; potete dare "apprezzamento" e un pollice in su per riconoscere la magnificenza degli altri. (Precedere con "Risata Timida").

Risata del Ristorante Greco : Alcuni sono Danzatori del Ventre, altri sollevano piatti immaginari e li spaccano sul pavimento. Tutti danzano! Bevono! Si sposano! Hopa, ha-ha-ha!

Danza delle Rockette : Ognuno si mette in una fila (braccia sulle spalle) e "balla-ride" mentre solleva una gamba alla volta, come appariscenti ballerini.

"Divertitevi con le Rughe!" : Mostrate con soddisfazione le linee del vostro sorriso, le rughe della fronte, etc. (Possono essere sulle braccia, sulla pancia, ginocchia, ovunque.)

     Variante: Divertitevi con le rughe degli altri; fate complimenti, elogiateli, "Gran sorriso!"

Risata del Ruscello : Agite come un piccolo fiume, facendo veloci piccole risate e frizzanti gorgoglii e muovendovi fluidamente con piccoli movimenti scattanti.

Risata del Russare 1 : Russate come una balena; una capra; un angelo, etc.

Risata del Russare 2 :
Metà del gruppo sono i
Russatori (o meno -
anche una sola persona
può essere "Il
Russatore"). Gli altri: si
tappano le orecchie,
tirano cuscini al
russatore, cantano-
ridono per coprire il
rumore, etc. Scambiare
i ruoli.

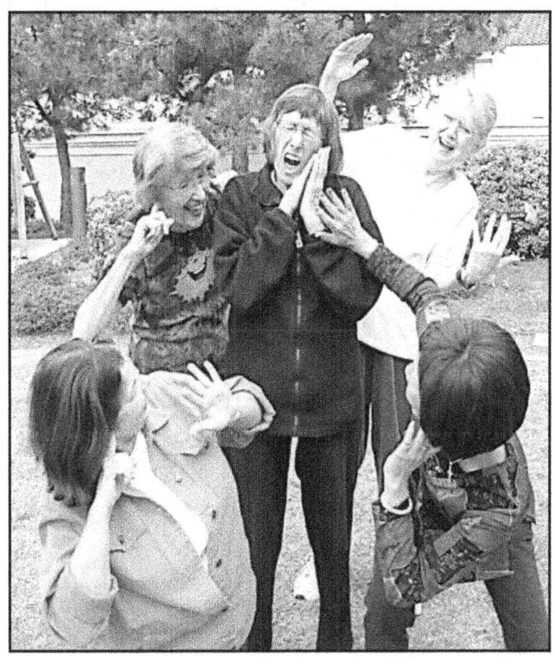

Salutare : Sollevare un braccio, mostrare il palmo della mano; salutare gli altri "Ciao" (vicini e lontani), salutare le cose tutto intorno (maniglie delle porte, segnali di "Uscita", macchie sul muro...) Si possono usare entrambe le mani (... forse i piedi?). (Vedi anche "Il Salutore della Laguna ")

Il Salutatore della Laguna : Siete un uomo brizzolato, barbuto che saluta tutti coloro che vengono al suo villaggio. Piegare le ginocchia, fare grandi gesti ampi, salutate persone sia vicine che lontane. Si possono utilizzare entrambe le mani.

Risata delle Bolle di Sapone : (Veder: "**Bolle**")

Risata della Banana Sbucciata : (Veder: "**Banana**")

Risata Sbuffante : (Vedere "**Condividendo** una Risata")

Risata dello Scalatore : Sforzatevi per riuscire a tirarvi su, usando corde e aiutandovi l'un l'altro, arrivate insieme in cima = Vittoria! "Ce l'abbiamo fatta!"

Scarpe Allacciate : (Vedi "Risata dei **Lacci** di Scarpe")

Risata della Scatola di Giocattoli : Nel centro c'è una gigantesca scatola di giocattoli. Una persona tira fuori un giocattolo immaginario e mostra come giocare con esso; tutti gli altri ridono e applaudono, "Ooo e Ahh."

    Variante 1 : Appena le persone esterne capiscono che cosa è il giocattolo, un giocattolo identico appare nelle loro mani; giocate con esso (condividete/interagite con gli altri).

    Variante 2 : Tutti possono raggiungere il centro e tirare fuori giocattoli, giocare e condividere: una frenesia di giocare!

Scene da Film : Recitate scene tratte da film famosi.

    Casablanca, siete il pianista; strizzate l'occhio agli ospiti, ridete alla melodia di "As Time Goes By" ("Mentre il tempo passa").

Forrest Gump (Variazione di Tosaerba), girando su un minuscolo piccolo tosaerba (un piccolo movimento, contenuto); occasionalmente, arrivando fino alla cresta di una collina e sempre più forte/più veloce, mentre andate giù per la collina, poi tornate a trafficare in "prima marcia".

Via col Vento 1, partorite e alzate le mani in alto per dire "Io non so nulla di tutto questo!"

Via col Vento 2, scendete dalle scale maestosamente, indossando un vestito da sera fatto con le tende delle finestre.

King Kong che spoglia dei vestiti Fay Wray (e condivide il il grazioso, divertente piccolo "giocattolo" con altri).

Guerre Stellari I, siete strani personaggi in un bar, e/o musicisti.

Guerre Stellari II, fate una battaglia con le spade laser, "siate" il suono delle spade, fatte una ricca battaglia.

Tarzan, dondolate in mezzo agli alberi, battetevi il petto, sbucciate/condividete banane, lottate con gli alligatori/tigri.

(Vedere anche "Cantando sotto la Pioggia", "Parata" per il film "The Music Man".)

- - - - - - - - - - - - -   - - - - - - - - - - - - -   - - - - - - - - - - - - -

Risata Schiaccia quel Mozzicone : State guidando e vedete un mozzicone di sigaretta acceso sulla strada. Desiderate così tanto che gli pneumatici di un'auto nelle vicinanze riuscissero a passarci sopra e a spegnerlo. Una vettura lo manca... un'altra anche (ridete ogni volta, "Oh beh!") ... quindi, una macchina ci passa sopra. "Evviva!"

Schiaccianoci / Applaudire : Dividersi in due gruppi. Gruppo #1:
I bambini eseguono un balletto festivo. Si divertono, saltano, roteano; possono anche cadere, sbattere un dito del piede, piangere, dimenticare le

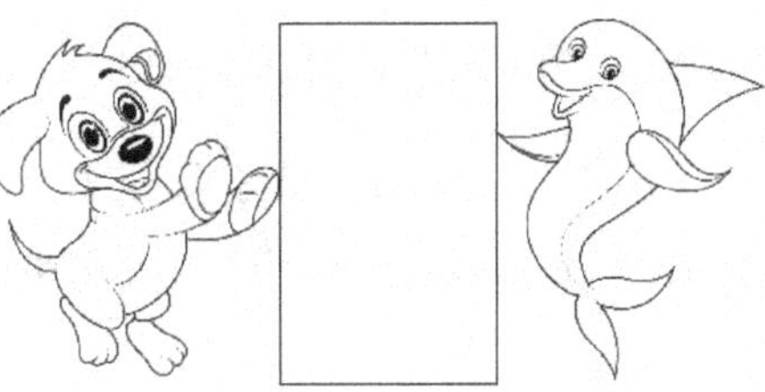

battute, "rubare la scena", etc. Gruppo #2: I genitori applaudono; condividendo il loro orgoglio con altri genitori, tifano incondizionatamente per i bambini. Scambiare i ruoli.

Schiaffeggiati Sciocco (Datti una mano) : Ridete mentre

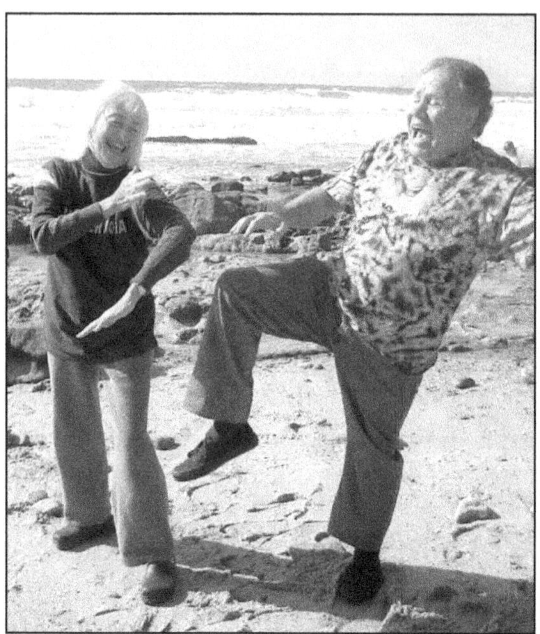

schiaffeggiate/picchiettate tutto il vostro corpo. Potete diventare abbastanza vigorosi. Non dimenticate il vostro collo e la testa. (Questo gentile picchiettare è benefico per il sistema linfatico).

Essere le Scintille : Incarniamo le scintille della luce del sole sulla superficie dell'oceano (o del lago).
Immaginate che le scintille vi pervadano: siete un ridente "Essere di Luce".

    Variante : Essere le scintille sulle onde quando si infrangono.

Sequenza della Risata della Scuola
    Ho dimenticato i miei compiti a casa ("Oh beh!!").
    Ho mancato il calcio al pallone (un tiro un colpo mancato!).
    Nessuno vuole sedersi con me durante il pranzo. (Vedere "Boo hoo, ha ha" e "Risata del Pianto".)

Risata della Scuola di Pesce : Il banco di pesci nuotano tutti come un gruppo, girando e in picchiando il più strettamente sincronizzati possibile.

La Scuola è Finita : L'insegnante annuncia: "Niente scuola domani!" Tutti salti festeggiando, si congratulano l'un l'altro, fanno giochi come nella "Ricreazione" o "Parco giochi".

Seguire il Leader #1 : Cominciate in cerchio. Una persona è il "Leader". Questo fa ogni movimento ridendo: ogni esercizio, o ogni movimento; tutti gli altri lo copiano. Dopo pochi secondi, la persona accanto a questo diventa il "Leader" (e tutti gli altri copiano la seconda persona). Continuate, cambiando Leader ogni cinque secondi e così via finché ognuno ha fatto il suo turno.

    Variante : Seguire il Leader (Muovendovi in giro): Cominciate in fila. Una persona sarà la testa della fila. Al comando "Via", questa persona fa un movimento, camminando in avanti e ridendo, e tutti lo copiano. Dopo alcuni secondi, la prima persona va in fondo alla fila, e la persona che era dietro a lui diventa il "Leader"; tutti gli altri lo copiano.

    Variante : Strumenti Musicali (vedere "Banda/ Banda Marciante".)

    Variante "Seguire il Leader (Ombre)" : Iniziate in una riga, con il sole o una luce brillante dietro tale che le vostre ombre (si spera lunghe) possono essere viste chiaramente sulla terra. La persona alla fine fa un movimento mentre ride, gli altri (guardando le loro ombre sul terreno) copiano il movimento. Dopo pochi secondi, passare il ruolo di "Leader" alla persona accanto.

Seguire il Leader Sportivo : Una persona fa l'azione di uno sport preferito (tennis, pesca, baseball, danza, escursione, corsa, bowling, golf, etc.) da cinque a 10 secondi e tutti gli altri lo copiano. Fate il giro del cerchio così ognuno ha un turno facendo lo sport e gli altri li copiano.

Sentire la Risata : Mettevi le mani sulla gola, ridete e sentite le vibrazioni. Mettete le mani su differenti parti del corpo e sentite come vibrano (se mai lo facciano) mentre ridete.

Senza Muoversi : Cercate di ridere senza muovere la faccia o le labbra. (Seguite con un esercizio espressivo come "Il Leone" o "di Cuore".)

Ridere Senza Sorridere : Mantenere le labbra increspate o contratte mentre ridete profondamente e sommessamente. Passeggiare e ridere con gli altri senza aprire la bocca in una smorfia. (Seguire con una pratica espressiva con un grande sorriso come "La Risata del Leone" o "Risata di Cuore".)

Risata del Serpente : Sibilate, ridacchiate, piegatevi all'indietro; sventolate la lingua.

Serie "Smettere di Fumare" : (Invece di esprimere una frase negativa, "Vietato Fumare", cercate di riformulare come una frase positiva : serie "Pulire i Polmoni" o "Polmoni Felici" o "Liberarsi dalle Voglie" oppure "Liberi dalla Dipendenza/Fumo".)

    Risata Piangente : Vi sentite combattuti (fumatori hanno di certo alcuni buoni sentimenti, ma volete anche una salute migliore e la liberarvi dalle voglie). Piangete abbassandovi, ridete alzandovi.

    I **vestiti** hanno un **cattivo** odore.

    Vedere il cartello "Vietato Fumare" (**delusi**). "Suppongo di non poter andare lì."

    (Dopo aver finito l'ultima sigaretta) : "**Sono libero!** Posso fare qualsiasi cosa, andare dove voglio, respirare pienamente! Yay!"

    I **vestiti** hanno un **buon** odore!

    Vedere posacenere : "**Cattivo-Cattivo**" (agitate il dito verso il posacenere) e "**Perdono**" (perdonate il posacenere, e gli altri che stanno ancora fumando).

    Vedere il cartello "Vietato Fumare" (**liberati**). "Posso andare lì! Ora posso andare ovunque! Yay!"

Salutare gli altr i: "Sono libero!" Loro applaudono, condividono il festeggiamento. (Si può essere in due file una di fronte all'altra - un "supporto alla sfida," come "L'Afflato dell' Angelo".) Ogni persona cammina lungo la navata centrale, gli altri si congratulano e applaudono. "'Ben fatto! Sapevo che il candidato poteva farcela!"etc. La persona al centro si bagna nella gioia del suo successo.

Andate nei Boschi, e fate il respiro più profondo che abbiate mai fatto. È così bello, piangete per la gioia!

Una nota sulla serie "Polmoni Puliti" (Smettere di Fumare) : I nuovi esercizi sono stati creati come una 'sfida', per essere un dono per la psicoterapeuta Eva Lewinsky che ha servito come traduttore durante un workshop di Yoga della risata avanzato, e che aveva espresso il desiderio di condividere lo Yoga della risata con i suoi pazienti che volevano smettere di fumare. Gabriela Leppelt-Remmel e Jeffrey Briar hanno anche voluto dimostrare come praticamente senza sforzo è possibile creare dei nuovi esercizi, se uno è semplicemente aperto all'intuizione di uno mentre contempla un argomento. Jeffrey venne fuori con questi in sette minuti la mattina del 6 giugno 2009 (poco prima la coppia partisse per tenere il seminario di due giorni ad Amburgo, Germania).

Ecco il Sole (Alba; o Risata dell'Alba-Tramonto) :

1. Piegarsi molto bassi sulle ginocchia, braccia una sopra l'altra appena sopra la testa.

2. Lentamente sollevare la testa sopra il livello delle braccia (l' "orizzonte"), ridendo mentre fate "capolino" con la testa (il sole sorge).

3. Crescere in una grande risata rivelatrice, splendete (evolvere in "Risata di Cuore").

4. Tornate indietro – il sole sta tramontando. Ripetere l'operazione.

Attacco di Solletico : Solleticatevi, comunque e dovunque; ovunque sia il solletico vi fa ridere all'impazzata. Mostrate agli altri dove avete trovato vostri punti del solletico magici. Possono provare quel punto su se stessi.

Sollevatore di Pesi : Mostrate i muscoli, fate pose;

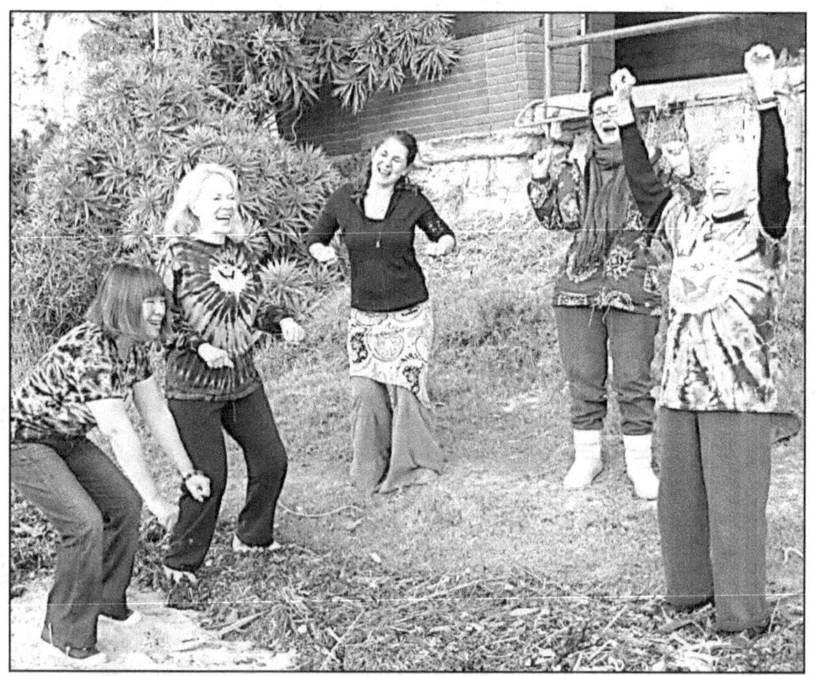

sollevate grossi pesi pesanti e ridete di "quanto sia facile" per voi (o avere un po' paura di non riuscire a completare il sollevamento), etc. (Vedi anche "**Studio** Fitness".)

Sorpresa : (La Fortuna Cambia) è il tuo compleanno; hai ricevuto un regalo dal tuo migliore amico: un solo biglietto della lotteria. Mentre grattate il biglietto avrete la sensazione, "Naah, non ho mai vinto nulla." Poi: il tuo biglietto è il vincitore; urla e ridi con gioia, condividere con gli altri. (Come "Jackpot".)

Risata Sotto-Sopra : Iniziare in piedi. Piegarsi in vita; cercate tra le gambe (o sotto il braccio) e vedere il mondo capovolto. Girate a piedi (se potete) godendovi il divertente, mondo capovolto.

Risata dello Specchio : Con un partner. La metà sono specchi, l'altra metà sono riflessi. Quelli che tengono lo specchio lo alzano, lo raddrizzano, fanno diverse facce nello specchio. I riflessi imitano i movimenti e i suoni dell'altra altra persona. Invertire i ruoli. Cambiare partner. Invertire i ruoli.

Sorpresa della Spiaggia : Sdraiati sulla spiaggia, venite sorpresi dalla sabbia che cade; o da un cono di gelato che viene fatto cadere , o dall'acqua che schizza su di voi.

Standing Ovation : Proclamate una "Standing Ovation" per qualcuno. Incitate e festeggiate. Cambiate il festeggiato.

Stanza Sbagliata!, versione 1 : Ognuno è una Donna, che accidentalmente finisce in uno spogliatoio maschile. Copritevi gli occhi, scusatevi. Agite come se foste scioccati da ciò che vedete - e "dove" lo vedete!

    Variante : Metà sono Donne, metà sono Uomini (non devono corrispondere per forza al loro genere fisico reale).

Stanza Sbagliata!, versione 2 : Ognuno è uno Uomo, che è entrato accidentalmente nello spogliatoio delle Donne. Copritevi gli occhi, scusatevi - Agite come se foste scioccati da ciò che vedete - e "dove" lo vedete. (!)

    Variante : Metà sono Uomini, metà sono Donne (il ruolo che interpretano non deve corrispondere per forza al loro vero genere).

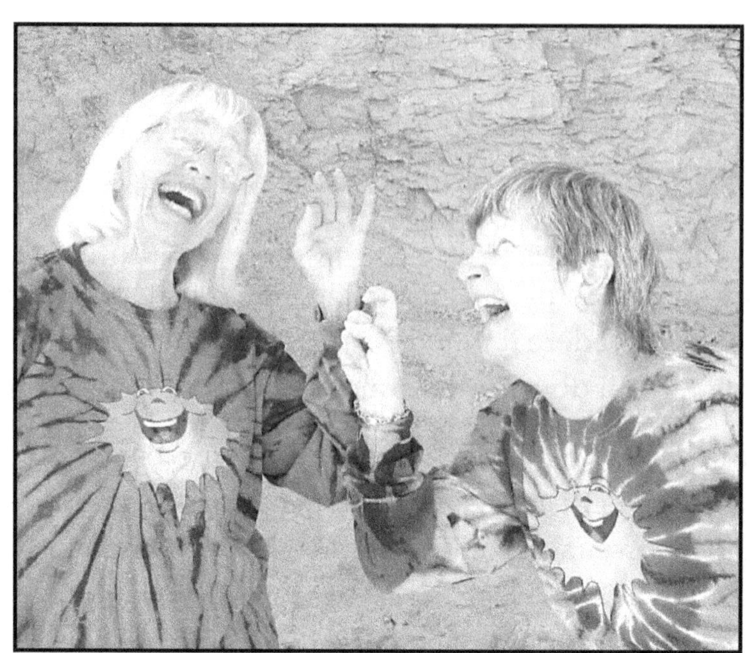

Strega Buona/Strega Cattiva : La Strega Buona benedice con la bacchetta magica, balla come una ballerina, che galleggia in una bolla, etc. La Strega Cattiva ha le dita nodose, ridacchia maniacalmente, lancia incantesimi con risate. Ci si può dividere in gruppi, o mescolare a piacimento.

Sequenza Studio Fitness (Fitness Club, Palestra) :
Esercitandosi su vari dispositivi/attrezzature.

L'odore nello spogliatoio = Phew!

Fate la doccia, asciugatevi con l'asciugamano.

Salite sulla Bilancia. Potete ridere con approvazione, o rassegnazione…

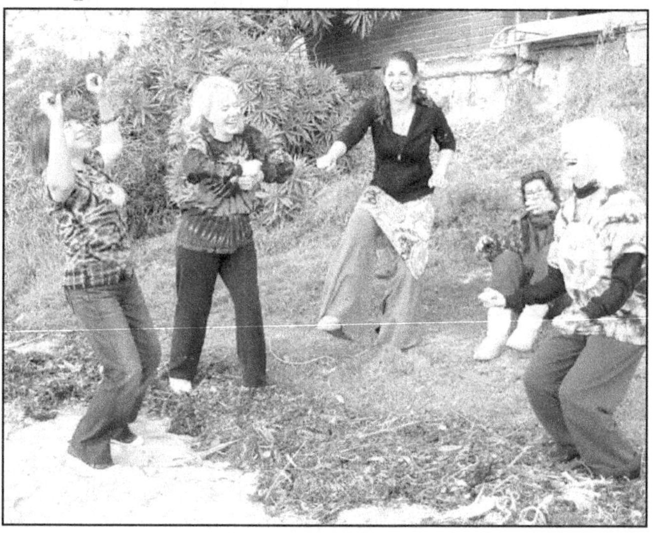

Surfando a "Wipeout" : State surfando un'Onda davvero grande alla melodia della canzone "Wipeout".

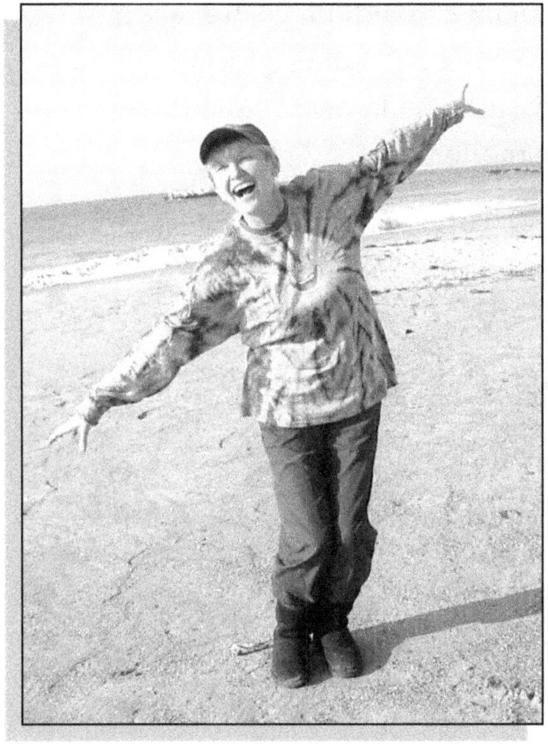

Risata del Surfista : Nuotate fino all'onda, prendetela! Cavalcate la tavola, resistete dieci; cadete; nuotate di nuovo fuori. Ripetere.

Risata dei Tacchi Alti : Mettere delle scarpe con i tacchi alti e camminare goffamente e tutti scombussolati.

Risata del Taglialegna : Abbattete un albero. Fate un suono (come "Tim-brooo!") : "Ho - ho---ha ha ha ha ha!" Festeggiate il vostro successo.

Risata di Gioco del Taglialegna : Abbattere un albero (come sopra). Cattura l'albero che sta cadendo--- e dite "Alla la larga" con i vostri compagni boscaioli. (Questi sono alberi molto leggeri.)

Risata del Taglialegna su un Rullo : Camminare/Tenersi in equilibrio su un tronco che rotola (sull'acqua). Se si cade, va bene!

Risata della Tartaruga : Muovetevi molto lentamente facendo una risata bassa e profonda : "Ho tutto il tempo del mondo: Ho... ho... ho...".

Risata di Tarzan : (Vedere "Scene dei Film")

Risata della Tasca : Tirate via quella risata dalla vostra faccia e mettetela in tasca. Andate in giro con una risata soffocata (labbra chiuse) per pochi secondi. Poi rimettetevi la risata sulla faccia (ridete a bocca aperta). Ripetere molte volte.

Sequenza Gara dei Mangiatori di Torta

Pensate alla vostra torta preferita. Ognuno sta già sorridendo!

La gara dei mangiatori di torta è caotica; legate un tovagliolo sotto il mento.

Usare le mani non è consentito. Mettete le mani dietro la schiena.

Ai vostri posti, pronti, via! Abbassate la faccia e mangiate la vostra torta più velocemente che potete.

Fate una pausa, alzate la testa, masticate, leccatevi le labbra e ridete.

Di nuovo giù la testa per finire.

Acclamate perché "Abbiamo un vincitore!"

Pulitevi la faccia disordinata col tovagliolo.

Rilassatevi in poltrona con un grande sorriso, allentate la cintura, strofinate la pancia, "Ooh, ho mangiato troppo!" (Vedi anche "Ridere Sotto i Baffi").

Torta-in-Faccia (Risata del Cheesecake) :

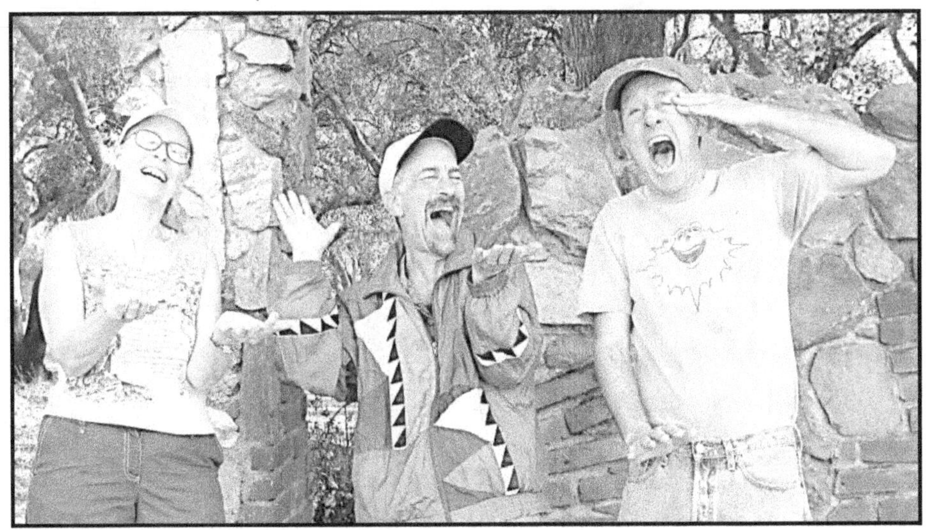

Aprite una scatola con una torta appiccicosa; tiratevi torte immaginarie l'un l'altro. Prendetene un po' dalla faccia di un amico, mangiatela... poi datene un po' anche a loro. Ha un sapore divertente!

Risata Tranquilla : Come se qualcuno sta dormendo nella camera adiacente, ridere molto tranquillamente in modo da non svegliarlo. "Shhhh!"

Essere una Trapunta : Ogni persona è un pezzo. Ci cuciamo insieme e facciamo una grande trapunta. Poi ammiriamo noi stessi.

Fare una Trapunta : Cuciamo insieme molti pezzi di tessuto. La ammiriamo. Quindi ci coccoliamo insieme sotto di essa, tubando con delizia.

Risata del Trasformasi in un Animale : Come se foste stregati da un incantesimo, trasformarsi lentamente in: un cucciolo di cane; una gattina; un coniglietto; una maestosa aquila; una scimmia frenetica; un pesante ippopotamo; una balena enorme, etc.

Risata della Trasformazione in Lupo Mannaro : La luna

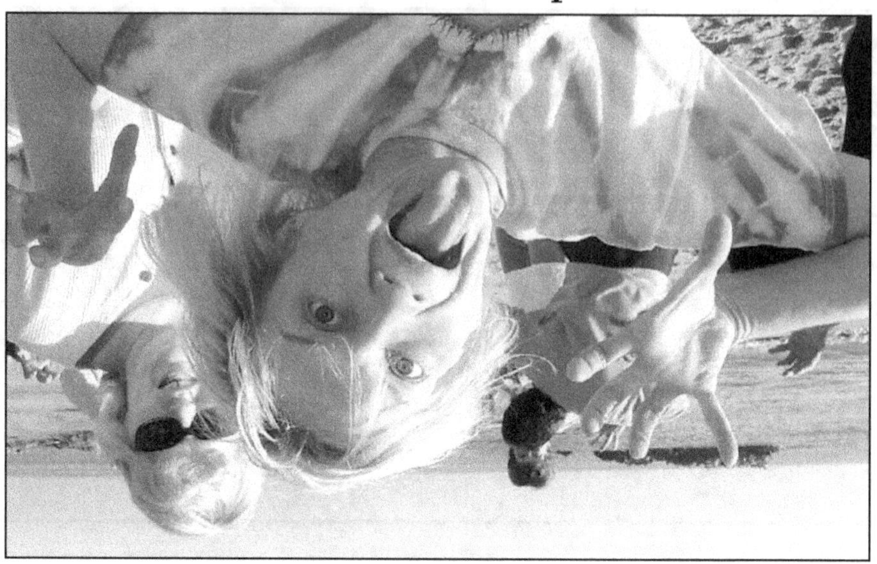

sorge... La vedete e vi rendete conto di quello che sta per succedere... Trasformatevi gradualmente in un ringhioso divertente-lupo mannaro.

Risata dell'Inseguimento del Treno : Correte dietro al treno, gesticolando e correndo - e finalmente lo prendete! Yay!

Variante: Correte dietro al treno, gesticolando e correndo - e lo perdete! "Nessun problema - ci sarà un altro treno tra 5 minuti!"

Risata del Ho Trovato i Miei Occhiali : (Vedi **Occhiali**)

Risata del Tubo Flessibile : Dividersi in due gruppi. Nel primo gruppo, ogni persona personifica un'emozione negativa (paura, rabbia, depressione, ecc.) in cui sono "bloccati". Con il secondo gruppo, ogni persona ha una manichetta antincendio di risate, di amore e di gioia per liberare la persona intrappolata dall'emozione negativa. I membri del secondo gruppo ridono mentre spruzzano/annaffiano le persone infelici. Quelle infelici diventano felici. Invertire i ruoli.

Uccelli d'Amore : Siate due uccelli melensi, che tubano e ridono
teneramente.

    Variazione : Siate un intero pollaio pieno di uccelli d'amore.

Risata dello Zoo degli Uccelli : Fare suoni-risate come uccelli
diversi: gabbiano (tono alto), corvo (gracchio), uccello canterino,
anatra, gallo, etc.

Risata Universale : Essere fluttuante nello spazio: pianeti, sole,
satelliti, stelle, comete; si può andare come una super-nova! O
essere un buco nero e assorbire tutti. Whoops, fate attenzione a
quella navicella spaziale che passa sfrecciando...

Uscire Fuori dal Guscio : Sei un uccellino, ripiegato all'interno di
un uovo. Rompi il guscio e vieni fuori, felice di essere nato. Poi
vola, gioioso e libero!

Il Valzer del Danubio Blu (in Gibberish) : Una persona è il
"conduttore", gli altri divisi in tre gruppi. Il Conduttore indica gli
altri per far eseguire il famoso Valzer. ... le sezioni 'ha', 'hee' e 'ho',
alternano le parti. (Funziona bene con 12 o più persone.)

Vecchio Amico : Salutate un vecchio amico come se aveste 5 anni e
foste all'Asilo.

Vedere il Ragazzino Sciocco e Divertente nell'altro : Siete un
bambino di cinque anni. Guardate negli occhi e vedete un amico,
che avete incontrato ieri, per la prima volta, in questo nuovo paese
delle meraviglie chiamato Scuola Materna dove fate giochi
divertenti e fate arte e costruzioni tutto il giorno. "Il mio vecchio
amico!" "Tu sei quello che fa quelle fantastiche facce buffe!" "Mi
ricordo di te dal recinto di sabbia!"

Risata della Vedova Nera : Con un partner. Uno è femmina,
l'altro è maschio. Entrambi fanno dei movimenti simili a quelli di

un ragno ; poi la femmina morde e "mangia" (consuma) il maschio. Scambiare i ruoli.

Quello che Succede a Las Vegas : Coprire gli occhi con le mani. Camminare intorno e "essere svegliati" dall'apertura delle mani e vedere chi hai sposato la scorsa notte. (!) Esprimere sorpresa, gioia, sollievo, ecc.

Visitatore di Club della Risata : Siete uno straniero che trova un Club della Risata, e partecipate; provate a ridere più forte rispetto al resto del gruppo.

Visite Notturne al Bagno, versione 1 : Sei un uomo, vai a liberarti – qualcuno ha lasciato il coperchio abbassato! Oops---Ha ha ha ha ha! (Questo esercizio è fatto da donne come dagli uomini.)

Visite Notturne al Bagno, versione 2 : Siete una donna, andate al bagno - qualcuno ha lasciato la tavoletta alzata, cadete nell'acqua! Whoops! —- Ha ha ha ha! (Possono farlo sia gli uomini che le donne.)

Risata della Vitamina : Aprite la bottiglia, prendete una vitamina, masticatela e ridete. Prendete una capsula a rilascio prolungato (per una risata più tardi). Ehi, è accaduto già!

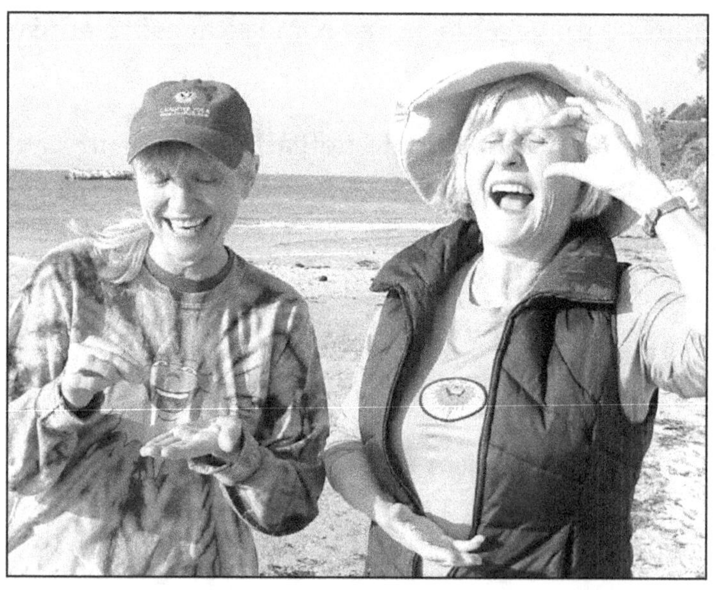

Movimento della Vocale : In un cerchio (tenendosi per mano o no). Tutti vanno verso il centro, alzano le braccia mentre dicono un suono vocalico, che si trasforma in risata. Dopo i suoni, fanno un passo indietro. Ripetono il movimento con il suono vocale successivo. Esempio in inglese: A (come in "say"); E (come "free"); I (come "high"); O (come "ho"); U (come "hoo"); Y (come "Sky")

Variante 1 : Cominciare con il suono della vocale, poi semplicemente ridete.

Variante 2 : Iniziare con il suono vocalico; quindi fare una risata il cui suono è un'estensione della vocale. Esempio: A = fieno di fieno fieno fieno fieno, E = Hee hee hee hee hee; Io = alta yi yi yi yi, O = Ho ho ho ho ho, U = Hoo hoo hoo hoo hoo, Y = perché – yiy yiy yiy yiy.

Varianti : Utilizzare i suoni vocalici di lingue diverse. (Invitate i partecipanti che parlano altre lingue a dire i suoni per iniziare; gli altri li copiano.)

Vomitare (Risata del Vomito ho, o "Vomito-ho-ho-ho") :

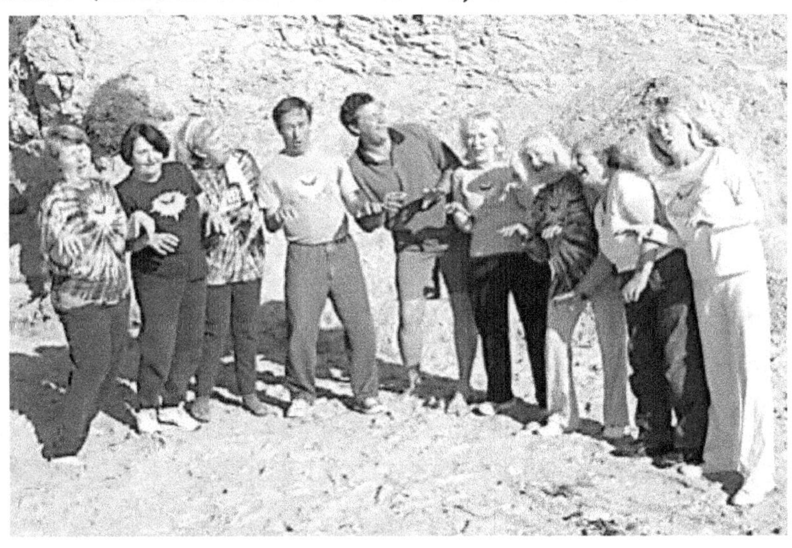

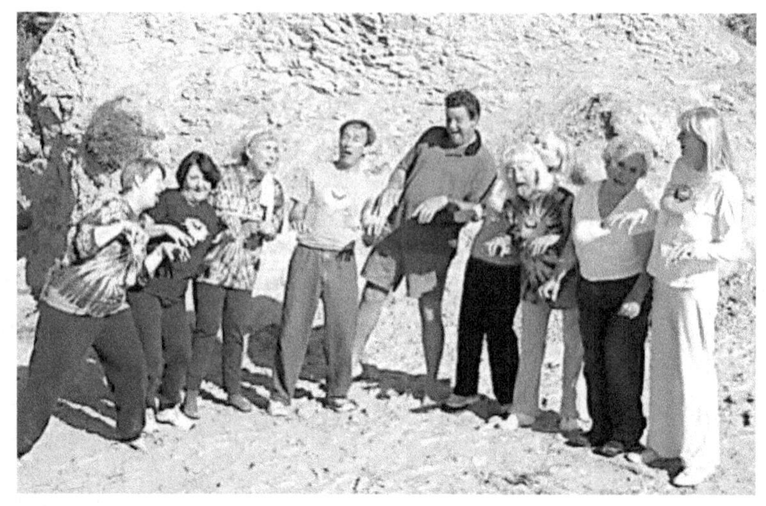

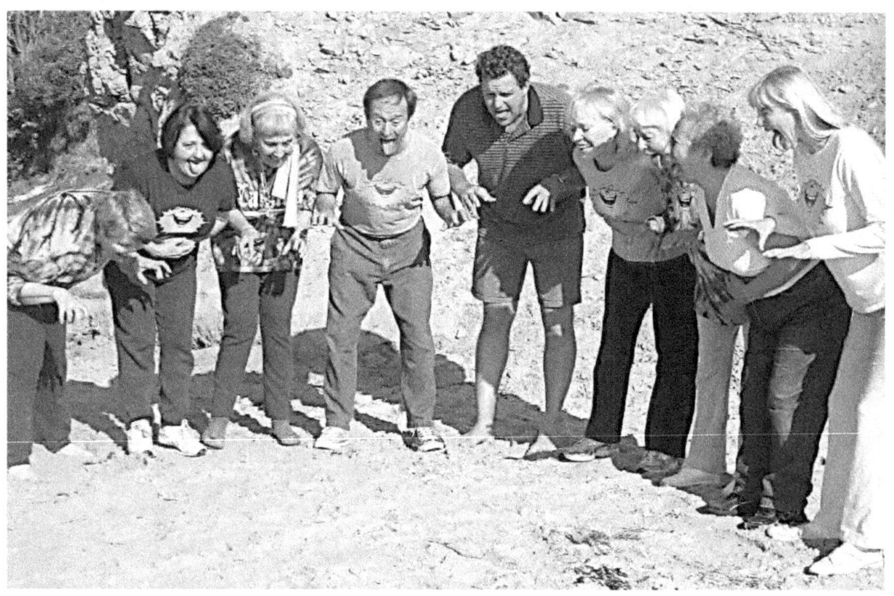

In piedi sulla sponda laterale di una nave in mari agitati.
Inclinatevi da una parte, dicendo: "Ay---;" inclinatevi
verso l'altro lato, "Ay---;" poi tornate al centro e "Bleah –
ha-ha-ha-ha-ha!" sputate risate verso l'oceano sotto di voi.
Allargate la faccia e sporgete la lingua modo per un
migliore e più divertente beneficio per tiroide e le
ghiandole paratiroidee. Ripetere più volte.

Cercando-di-Fare-Yoga : Tentare di fare qualche mossa di yoga difficile, come mettere la gamba dietro la testa (o anche solo toccare le dita dei piedi). "Proprio non ce la faccio!"

Fare la Zuppa ("Stufato delle Streghe") : Calderone al centro, tutti tritano verdure e ce le gettano dentro per fare la zuppa in comune. Una o più persone possono essere

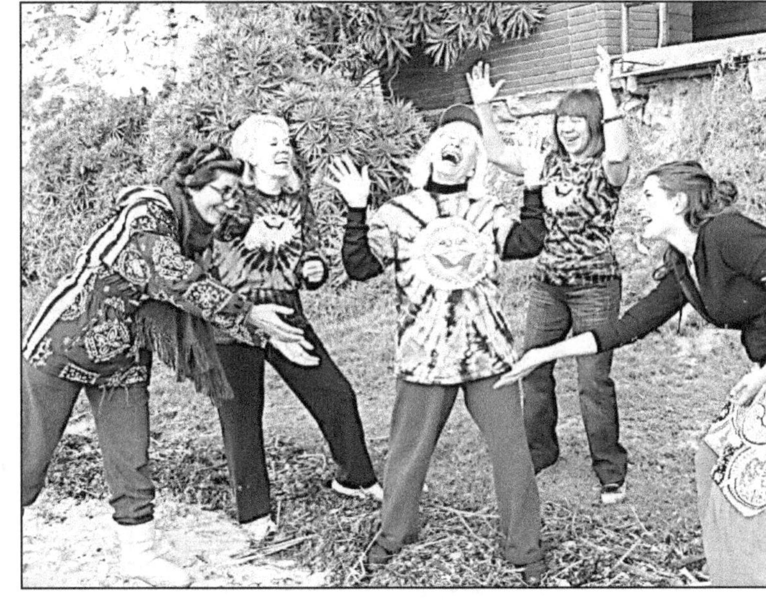

"nella" la zuppa; si versano il brodo addosso, condividere con quelli esterni, etc. Gnam!

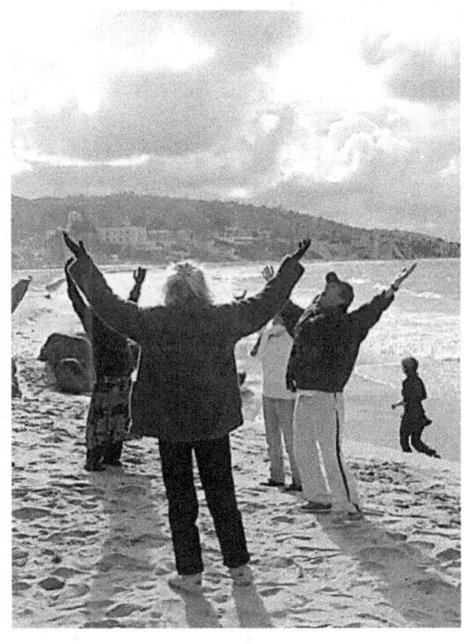

Creare Nuovi Esercizi di Risata

Immaginate l'espressione fisica di un qualsiasi lavoro, hobby, pratica o attività. Quindi recitate quella azione, e ridete mentre lo state facendo.

Potete essere:

- Girare le frittelle mentre ridete
- Mungere un lama mentre ridete
- Colpire una palla da baseball ridendo
- Guidare macchine a scontro ridendo (non importa cosa succeda)…

Ogni attività può essere svolta mentre si ride.

Riconoscimenti ~ *Grazie!*

I contribuenti conosciuti a questa antologia includono: Lilia Abreu, Joyce Alderson, Claudia Birck, Jeffrey Briar, Kathryn Burns, Ross Costa, Bill Gee, Sebastien Gendry, Ruthe Gluckson, Cindy Gudel, Joy Hardin, Gail Hunter, Gabriella Leppelt-Remmel, Madan Kataria, Madhuri Kataria, Sparkie Lovejoy, Leigh Meredith, Dianne McNinch, Dawn Passaro, Kevin Roberts, Fiona Skye, Sue Snyder, David Sullenger, Steve Wilson… e altri senza dubbio.   Sincere scuse a tutti coloro il cui nome non è citato e ancora a chi crede di aver inventato un esercizio incluso in questo volume. Abbiamo spesso scoperto che quando qualcuno pensa di aver inventato un esercizio di risata, che questo esiste già da qualche altra parte sul pianeta. Grazie a tutti per la condivisione e cerchiamo di continuare a creare!

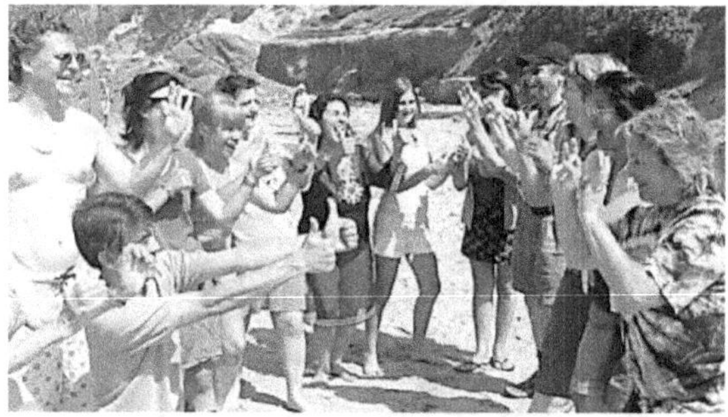

Molti di questi esercizi possono essere visti in brevi video su YouTube sotto gli account che si chiamano "JoyfulGent" e "Jeffrey Briar".

La Sessione dell'Esercizio di Risata

I formati per le sessioni di risate variano in tutto il mondo, ma in generale vogliamo avere sempre : un Riscaldamento; da 15 a 20 minuti di Risate; Rilassamento; e un Augurio di Pace. Qui di seguito è riportata la struttura di una tipica Sessione di Esercizio di Risata.

1. Benvenuti : Consigliare ai partecipanti che stanno per sperimentare "Nessun nuovo dolore". Essi possono sempre modificare qualsiasi pratica per adeguare il loro livello di comfort, o sedersi fuori.

2. Riscaldamento del Corpo : Ci prepariamo per esprimere noi stessi con un riscaldamento di tutto il corpo della durata da tre a dieci minuti, composta di facile allungamenti e vocalizzi. (Un video di un riscaldamento semplice di 5 minuti può essere visto a http://lyinstitute.org/the-laughter-club-experience.)

3. Esercizi di Respirazione (pp. 55-58) : Farne uno o due, poi ripetere lo stesso esercizio di Respirazione con la risata nella fase di espirazione.

4. Esercizi di Risata (15-20 minuti) :
Saluti (Namaste e/o Stretta di Mano);
"Ho, ho, ha-ha-ha" (p. 59);
Due Esercizi (terminanti ognuno con "Ho, Ho, ha-ha-ha");
Un Esercizio; "Molto Bene, Molto Bene, Yeah!" (p. 62);
Un Esercizio; un esercizio facile di Allungamento/Respirazione;
Da sei a otto esercizi di risata, intervallati con "Molto bene, Molto Bene, Yeah!", "Ho, Ho, ha-ha-ha", e altri facili esercizi di Allungamento/Respirazione.

5. Affermazioni Positive : il Leader dichiara qualcosa come "Siamo le persone più salutari in tutto il mondo!" e gli altri rispondono con una vigorosa allegria : "Yay!" quindi dire altre due affermazioni (es., "Siamo il popolo più felice del mondo!" "Ci piace

ridere!" "Ci si diverte!" "Vogliamo bene a tutti!" etc.), ciascuna
seguita dal tifo del gruppo.

     6. Meditazione della Risata (p. 60)

     7. Rilassamento guidato (p. 61).

     8. Augurio di Pace; Annunci.

Scegliere gli Esercizi per il Vostro Gruppo

Selezionare le pratiche per meglio adattarsi ai partecipanti.
Per una stanza piena di energetici bambini di 7 anni dovreste
offrire esercizi diversi che se aveste un gruppo di anziani sulla
sedia a rotelle.

Siate coscienti delle loro abilità. Agli anziani di solito non
piace stendersi sul pavimento, in quanto essi si trovano in difficoltà
per rialzarsi; gli amanti dello sport e i bambini possono richiedere
attività fisicamente stimolanti per evitare la noia. Per sessioni
iniziali è possibile scegliere esercizi che si riferiscono alla vita reale
dei partecipanti: alle persone in affari piacciono Cellulare e
Montepremi (Jackpot); alla gente atletica piace ridere con le vittorie
sportive; la maggior parte degli adulti si trovano a proprio agio con
il Conto della Carta di Credito - lo stesso esercizio potrebbe essere
ribattezzato "Pagella" per bambini in età scolare.

Dopo un paio di sessioni - quando essi hanno fiducia nella
vostra guida e sentirsi a proprio agio l'uno con l'altro -
probabilmente è possibile espandersi in qualsiasi e tutti gli esercizi
di risate. Sì, è possibile avere il vostro farcite-shirt colleghi d'affari
andare al parco giochi, stick fuori le loro lingue come leoni e
waddle intorno come i pinguini. Fidatevi del vostro intuito,
divertirsi - e condividilo!

Qui di seguito alcuni Esercizi di Risata suggeriti per gruppi
specifici:

Bambini al di sotto dei 13 : Leone, Pinguino, Uccello, Parco Giochi, Cattivo-Cattivo, Battuta Finale in Gibberish con Una Parola, Zuppa Calda, Timida, di Cuore, Cowboy Americano, Apprezzamento.

Donne Ben Vestite : Cellulare, Risate della Crema, Reale, apprezzamento, Frullato, Cattivo-Cattivo, Timida, Fai Risplendere la Tua Luce, Ridere a Te Stesso, Perdono, Silenziosa, Battuta Finale in Gibberish 2 (battute).

Adulti Seri (professionisti) : Stretta di Mano, Un Metro, Cellulare, Frullato, Conto della Carta di Credito, Montepremi (Jackpot), Motocicletta, Battuta Finale in Gibberish, Silenziosa, Sostanziosa.

Anziani : Reale, Risata della Crema, Apprezzamento, Frullato, Cellulare (Telefono), Centro della Risata, Ridere a Te Stesso, Vocali.

-Fine-

Enciclopedia di Esercizi di Risata (Parte 2 di *Esercizi di Risata: La Grande Antologia*)

Volume di compilazione:

Esercizi di Risata: La Grande Antologia
(con 120 fotografie)

Parte 1 : Esercizi di Fondazione del Dr. Kataria

Parte 2 : Enciclopedia di Esercizi di Risata

ISBN-13: 978-1725691414

ISBN-10: 1725691418

**Edizione in Bianco e Nero, rivista e aggiornata 2016
Versione Italiana © 2018 The Laughter Yoga Institute
Traduzione Italiana di Maria Cristina Madera**

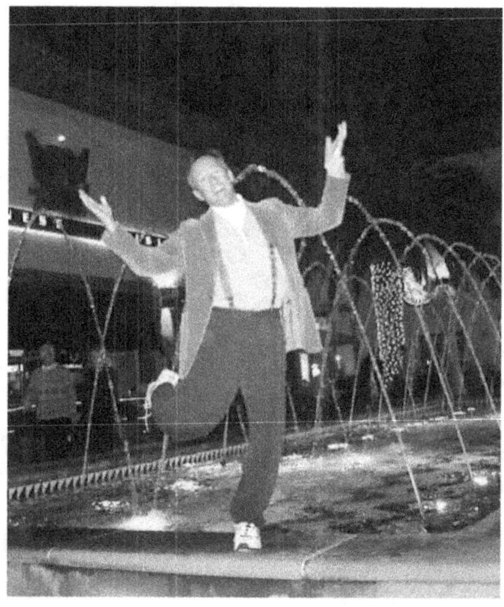

-- Jeffrey Briar

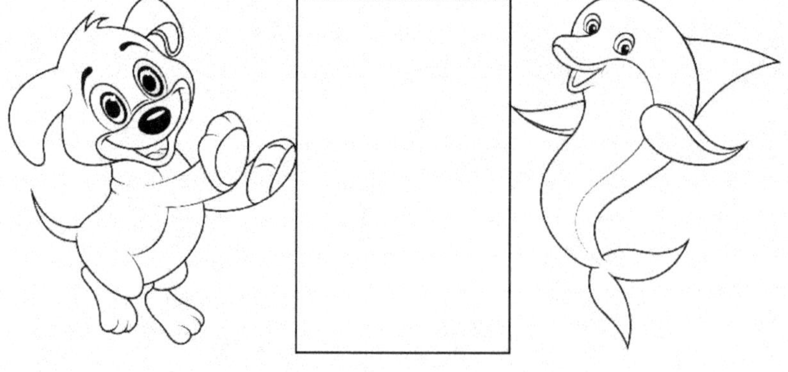